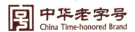 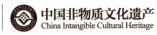

国家级非物质文化遗产"昆中药传统中药制剂"丛书

昆明中药厂有限公司 编

昆中药传统中药制剂

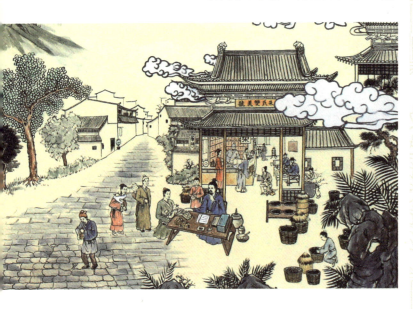

图册 档案

云南出版集团

云南科技出版社

·昆明·

图书在版编目（CIP）数据

昆中药传统中药制剂档案图册 / 昆明中药厂有限公司编 . -- 昆明 : 云南科技出版社 , 2022
ISBN 978-7-5587-4728-1

Ⅰ . ①昆… Ⅱ . ①昆… Ⅲ . ①中药制剂学—昆明—图集 Ⅳ . ① R283-64

中国版本图书馆 CIP 数据核字 (2022) 第 212802 号

昆中药传统中药制剂档案图册

KUN-ZHONGYAO CHUANTONG ZHONGYAO ZHIJI DANG'AN TUCE

昆明中药厂有限公司 编

出 版 人：温　翔
责任编辑：张彦艳　张　磊　王永洁　罗　璇
封面设计：刘光火
责任校对：秦永红
责任印制：蒋丽芬

书　　号：ISBN 978-7-5587-4728-1
印　　刷：昆明美林彩印包装有限公司
开　　本：787mm×1092mm　1/16
印　　张：9.5
字　　数：150 千字
版　　次：2022 年 11 月第 1 版
印　　次：2022 年 11 月第 1 次印刷
定　　价：68.00 元

出版发行：云南出版集团　云南科技出版社
地　　址：昆明市环城西路 609 号
电　　话：0871-64170939

国家级非物质文化遗产"中医传统制剂方法（昆中药传统中药制剂）"保护资金补助项目

保护单位：昆明中药厂有限公司

国家级非物质文化遗产"中医传统制剂方法（昆中药传统中药制剂）"保护领导小组及编委会

组　长：杨承权

副组长：孙　成

成　员：金　凌　汪绍全　李　苑　杨美燕　刘　艳　刘　键
　　　　周凤龙　任　涛　闫立荣　杨映菊　张　倩　赵祖东

实施小组主编：杨祝庆

技艺代表性传承人：张元昆　赵桂英　刘　珍　李　恒
　　　　　　　　　春永仙　姜秀英　阮　云　钱　进

产品整理：金　凌　谢民秀　刘　艳　孙　蓉　李淑红　张兴元
　　　　　白丽红　吴冬衡　吴　叶　陈宗凤　王云鹏　杨祝庆
　　　　　钱　进

档案征集：陈宗凤　王云鹏　陈晓英　赵小康

协助出版：银　杰

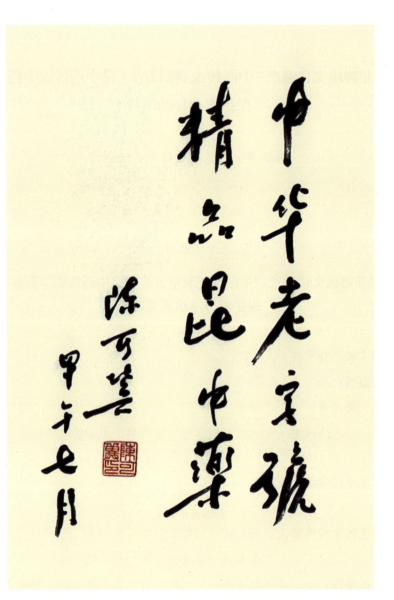

中华老字号
精品昆中药

陈可冀

甲午七月

中国科学院院士、医学家、中医及中西医结合临床学家陈可冀题词

序 一

中医药文化是中华优秀传统文化宝库中一颗璀璨夺目的明珠。传统中医药是我国丰富多彩的非物质文化遗产的重要组成部分。

"中医传统制剂方法（昆中药传统中药制剂）"（简称"昆中药传统中药制剂"）于2014年入选国家级非物质文化遗产代表性项目名录，这是云南省第一个国家级中医药非物质文化遗产项目。昆明中药厂有限公司（简称昆中药公司）是该项目的申报单位和保护单位。

为了做好"昆中药传统中药制剂"的保护工作，昆中药公司认真履行保护单位的职责，严格实施《昆中药非物质文化遗产十年（2012—2022）保护规划》。经过多年努力工作，取得了显著成效，在2019年文化和旅游部组织的国家级非物质文化遗产保护执行情况验收中，"昆中药传统中药制剂"保护被评定为合格，并再次明确昆中药公司继续作为"昆中药传统中药制剂"的保护单位。

昆中药公司在保护工作得到肯定后不满足、不停步。为使"昆中药传统中药制剂"得到更好、更有效的保护、传承和发展，在文化和旅游部的帮助和支持下，于2020年又制订出新的保护计划，组织专业团队再深入挖掘、收集有关昆中药在各个历史时期的文献资料，进行整理与研究，编辑成书出版。经过一年多艰苦卓绝的工作和云南科技出版社的精心策划，现已编辑成《昆中药传统中药制剂治瘟运用》、《昆中药传统中药制剂使用手册》、《昆中药传统中药制剂档案图册》、《昆明81种成药配方目录》（校注本）和《昆明方目》（校注本）等书。这是昆中药公司履行其保护职责取得的又一项可喜可贺的丰硕成果。

这套国家级非物质文化遗产"昆中药传统中药制剂"丛书，翔实记录了"昆中药传统中药制剂"在昆明乃至云南的来源、创新及发展的640多年的历程，生动地记载了昆明乃至云南历代中医药人传承、研发疗效卓著中药制剂的智慧和医者仁心、仁术及高尚医德药德，记录了昆明传统中医药在历史上重大疫情中救治染疫病人、挽救和保障民众生命的动人事迹。

这套丛书的出版发行必将向广大读者传播许多宝贵的中医药知识，使大家有机会增加对"昆中药传统中药制剂"这项国家级非物质文化遗产的认识，提高大众对传统中医药文化自信，提升人民群众的中医药科技素养，为进一步保护和传承这项国家级非物质文化遗产奠定坚实的基础，为人民健康事业的发展发挥一定的积极作用。

昆中药公司众多非物质文化遗产保护工作人员和这套丛书主编杨祝庆等同志，为丛书编辑出版付出了无数艰辛的努力，作出了不小的贡献。他们对非物质文化遗产的敬畏心和为保护、传承、传播"昆中药传统中药制剂"这项国家级非物质文化遗产不计付出的奉献精神，值得我们每一位非物质文化遗产保护工作者学习和尊敬。

刘世荣

云南省非物质文化遗产保护专家委员会委员

2022年6月17日

序 二

2014年12月3日，中国政府网发布《国务院关于公布第四批国家级非物质文化遗产代表性项目名录的通知》，"中医传统制剂方法（昆中药传统中药制剂）"载入其中，标志着"中医传统制剂方法（昆中药传统中药制剂）"跻身国家名片。

昆中药是中国中医药五大老字号之一，是中国"南药"的杰出代表。在昆中药公司的学习调研中，我看到了"国家级非物质文化遗产代表性项目'中医传统制剂方法（昆中药传统中药制剂）'""中华老字号""国家知识产权优势企业""全国中成药工业国有重点企业五十强"等牌匾，获得这些"国字号"荣誉实属不易，弥足珍贵。这些开拓创新获得的硕果，许多人为之付出了艰辛的奋斗。这不仅是昆中药公司的荣誉，而且是高新区全区、昆明全市乃至云南全省令人振奋的好事，可喜可贺。

2020年1月3日，昆中药公司新厂在昆明国家高新区国家生物产业基地建成投产，由1959年起的"南坝时代"进入智能制造的"马金铺时代"，产能比原南坝厂区提高60%，生产效率提高40%，颗粒剂年产量超4亿袋。昆中药公司显示出强劲的增长力和辐射力，树起了现代高新技术企业的新形象。

我非常高兴成为国家级非物质文化遗产"昆中药传统中药制剂"保护丛书最早的读者之一，迫不及待地把这套丛书推荐给大家。我于1992年起在高新区工作至今，长期研究致力推进生物医药产业发展，曾撰写《建设"昆明药谷"打造"云药航母"》，以创新的理论指导、创新的实践参与和见证了云药的成长。2002年，云南省政府为加快云药发展，决定在全省制药企业中选择10户作为重点扶持对象，其中有8户入驻昆明国家高新区（还有1户虽未入驻，但被高新区企业控股），昆明国家高新区成了云南最大的生物医药产业集聚区。这不仅标志着高新区生物医药特色产业已经形成，而且为2007年国家认定昆明国家生物产业基地奠定了坚实的基础，生物医药产业集聚区现已成为全国前50强生物医药产业园区。国家科技部生物技术发展中心公布2021年国家生物医药产业园区综合竞争力排行榜，在全国211个生物医药产业园区中昆明高新区排第38名，为云南唯一上榜园区。实践证明，云南发展生物医药产业的战略是正确的。未来，云药产业仍然是朝阳产业。我们要抢抓战略发展机遇，打造云南现代中药科技产业城，乘"国字号"推进中医药产业化、现代化，使之成为全国有重要影响力的生物医药产业集聚区，辐射南亚东南亚的区域性生物医药创新基地和制造基地，把云药产业真正发展成为云南的支柱产业。

这套国家级非物质文化遗产"昆中药传统中药制剂"保护丛书的编者是下了真功夫的，真实记录了历代昆明医药工作者的技术技艺和文化知识，留存了宝贵的文明实践，为云南中医药产业的现代化，为健康中国建设创造了条件。这套丛书功在当代，利在千秋。联合国保护非物质文化遗产的初心中国保护非物质文化遗产的使命，都必须落在相应的项目、单位和具体的人身上。昆中药公司的员工不忘初心、牢记使命，开创了一片新天地。再次为昆中药公司的业绩点赞！为昆中药公司为我们创造了这么多好经验点赞！衷心祝愿昆中药公司高质量跨越式发展，继续抢占中医药产业化、现代化的前沿阵地，支撑云南打造"健康生活目的地"，走向世界，造福人类。

姚德宙

昆明国家高新区原党工委委员、机关党委书记、经济发展局局长

2022年11月16日

前 言

　　昆中药公司是"中华老字号"企业，中国非物质文化遗产保护单位。"中医传统制剂方法（昆中药传统中药制剂）"于2014年11月入选国家级非物质文化遗产代表性项目名录，是云南省第一个入选国家级非物质文化遗产名录的中药文化项目。

一、项目概况

　　"昆中药传统中药制剂"源于1381年，传承640多年，由昆中药公司传承发展的流传于云南省昆明地区的传统中药文化。它包括"厚德""精工""毋减"的药德药道、独树一帜的产品体系、口口相传的造药技艺、"舒清养"治未病的中药养生理念、严谨苛刻的"师带徒"制度、82家老字号药铺和艰苦奋斗的发展历程等7项文化内涵，是云南中医药、民族医药的典型代表，是我国传统医药的重要组成部分。

　　"昆中药传统中药制剂"植根于兰茂《滇南本草》等传统医药典籍和云南丰富的中药材土壤，在继承传统的基础上，博采彝族、苗族、壮族等民族医药众家之长，坚守"大药厚德""选材精当""精工修合丸散膏丹，遵法炮制生熟饮片"的制药信念，传承弘扬"毋减毋糙修精品，勤心勤力志康宁"的厂训和企业精神，创造了"舒肝散""舒肝颗粒""参苓健脾胃颗粒""小儿救急丹""阮氏上清丸""翟玉六止咳丸""郑氏女金丹""桑菊银翘散""清肺化痰丸"等一大批昆中药传统中药，其配方独特、疗效显著，深受广大用户喜爱。许多中成药已载入国家药品标准，在促进人类身体健康等方面发挥着积极作用。

　　"昆中药传统中药制剂"的影响遍及缅甸、越南、泰国等东南亚国家。中医药文化底蕴深厚，用传统工艺及技能生产的中成药具有云南地方特色和疗效优势。

　　自入选国家级非物质文化遗产代表性项目名录以来，"昆中药传统中药制剂"的保护单位昆中药严格履行承诺，实施《昆中药非物质文化遗产十年（2012—2022）保护规划》，取得了显著的成效：健全了"师带徒"制度，生产传承能力得到加强，非遗代表性传承人的引领作用凸显；抢救性记录了老药工技艺，搜集整理了一批珍贵的非遗档案文献，"中华老字号"文化和品牌得到整理和利用，提高了药品的文化内涵和美誉度；锻炼和培养了一批非遗保护队伍，开发了一批非遗作品，积极传播非遗技艺，扩大了非遗产品的受众人群。2018年1月30—31日，非遗电视纪录片《如意花开云之南》（15分钟）在中央电视台老故事频道《匠心》栏目播出，传播了药工精益求精的工匠精神。非遗传承人纪录片《丸心：一脉相传六百年》（10分钟），讲述了国家级非遗传承人张元昆对药艺的坚守与创新，弘扬了"大药厚德，恫瘝在抱"的企业使命。

　　2019年11月，位于马金铺新厂区的昆中药博物馆（含非遗体验馆）试开馆，开始接待参观者。全馆由展馆（240平方米）和非遗体验区（280平方米）两区组成。昆中药博物馆成为展示"中华老字号"和中国非物质文化遗产的重要场所。

　　2019年12月，全面介绍"昆中药传统中药制剂"的图书《老号话非遗：国家非遗昆中药传统中药制剂的传承》由云南人民出版社出版发行，非遗品牌为更多人所熟知。

　　经过数年的实施，原规划的任务已经基本完成，有的甚至超出预期。在2019年国家级非遗保护执行情况检查验收中，"昆中药传统中药制剂"保护被评定为合格，昆中药公司继续作为该项目的保护单位。

　　昆中药2016年被云南省文化厅公布为云南省非遗传承保护基地，2017年获云南省中医药学会"大众传播团体杰出贡献奖"，2018年入选云南省中医药文化宣传教育基地。昆中药公司"挖掘非遗档案，传播中药文化"

案例，被国家档案局评为2019年全国企业档案信息资源开发利用一等奖，受到表彰；2020年公布为云南省社会科学普及示范基地。

非遗保护是一项新的事业。长期以来，中医药非遗保护尊崇技术、工艺和做工匠人的社会氛围还有待提高；缺乏适合中医药自身传承与发展规律和特点的体制机制；经典名方和习用技艺的保障措施单一；适合机械化生产的制药工艺更新滞后；传统中医药文化式微，挖掘、整理、研究、展示和传播中医药文化的制度保障有待健全；中医药非遗保护基础薄弱。因此，非遗保护工作面临极大困难。

与单一制剂的项目相比，"昆中药传统中药制剂"是一个综合性项目，涉及非遗产品99个。其中，云南省防疫专家组推荐的新冠肺炎防控用药19个、国家基本药物13个。因此，涵盖的学科多，调查与研究的周期长，整理与创作科学、易懂的中医药非遗读物不易，且"昆中药传统中药制剂"产品绝大部分为非处方药，普及其科学知识的任务重。历史上的制剂标准文献、档案照片等史料未能有效整理利用，有待发挥应有的文化价值。2013—2015年，昆中药组织专业人员搜集、整理过"昆中药传统中药制剂"止咳丸等83个产品资料，开展合理用药研究，为产品推广发挥了一定的作用，但还应加以深入整理和研究。广大患者和人民群众的中医药需求不断增长，亟待加大中医药非遗自我药疗知识等公共文化产品的创作和传播力度。

二、非遗技艺整理

为认真落实习近平总书记关于中医药及非物质文化遗产工作的重要论述，加大传统医药保护传承发展力度，云南省文化和旅游厅于2020年8月26日印发《关于组织开展2021年度国家非物质文化遗产保护资金申报工作的预通知》，把传统医药类非遗项目列为年度重点项目，给予保护补助经费的支持。其重点支持传统医药类非遗项目的保护传承发展；支持范围包括开展传承活动、理论及技艺研究、人才培养、展示推广等；补助经费由项目保护单位直接登录平台申报。

昆中药公司以国家非遗重点项目"中医传统制剂方法（昆中药传统中药制剂）"理论与技艺抢救性记录史料的整理、研究和出版为目标，提交了《重点项目保护补助经费申报书》，按时申报。经过云南省文化和旅游厅审批，于2021年1月获得文化和旅游部核准，国务院批准，提前下达补助资金给予资助。省市财政、文化和旅游主管部门及时下达了专项资金。

接到补助资金通知后，为落实《重点项目保护补助经费申报书》计划，昆中药公司成立了非遗保护领导小组，负责协调实施中的有关事宜。保护领导小组设由中药学等专业技术人员组成的产品专家团，分工承担品种的资料挖掘、整理与研究，撰写初稿。

经过两年紧张的整理，如期完成计划，本项目形成了《昆中药传统中药制剂治瘟运用》等5本图书。

《昆中药传统中药制剂治瘟运用》：记述"昆中药传统中药制剂"防疫史、防疫药品、防疫贡献等内容。防疫史，以昆明为主扩大到云南中医药防疫史，分别记述明清时期、近代和中华人民共和国成立以来共3个时期的疫情防控措施和经验。防疫药品，分细菌性传染病和病毒性传染病药品，共有26个品种。用现代临床研究文献资料，记述其临床应用和药理毒理的作用。古今结合，为当前的新冠肺炎防治或未来的传染病防治提供借鉴。

《昆中药传统中药制剂使用手册》：在前期合理用药研究的基础上，整理出以99个传统中成药为重点，包括参苓健脾胃颗粒等现代剂型在内的140多个产品（含不同规格）的基础数据。根据《方剂学》，分为内科类、妇科类、儿科类、鼻科类、咽喉口腔科类、骨伤科类和皮肤科类共7科。其中，根据功能的不同，内科类又分为解表剂、和解剂、清热剂、表里双解剂、祛风剂、祛湿剂、蠲痹通络剂、祛痰剂、止咳平喘剂、消导剂、温里剂、理气剂、理血剂、补益剂、开窍剂、安神剂和驱虫剂共17类。每个制剂除转录药品说明书的内容外，考证、整理了处方的来源与出处，简述了药品质量标准与生产的沿革，以及品种保护和品牌事迹，以便于读者了解中医药在产业化、现代化中日新月异的进步。

《昆中药传统中药制剂档案图册》：从企业档案中，精选反映"昆中药传统中药制剂"的历史图片200多幅,以图为主、文字为辅,通俗易懂地介绍历史悠久、底蕴深厚的"昆中药传统中药制剂"。该书分制剂文化、精品文化、师徒文化、精神文化、老字号文化、勤勉文化和养生文化共7章。档案是历史的记录,是文化的见证物,透过这些档案,记录"昆中药传统中药制剂"7种文化样式,呈现其从家庭手工作坊到半机械化、机械化,再到现代智能制造所取得的跨越式变化和丰硕成果,展现昆中药传统中药制剂在创造性转化、创新性发展中丰富多彩的文化样式和文化特色。

《昆明81种成药配方目录》校注本:原本是1954年3月经昆明市人民政府卫生局审查合格,昆明市工商业联合会药商业同业公会印行的《国药八十一种成药配方目录》,"作为配合成药之标准"。1956年,昆明中药材全行业公私合营后,公私合营昆明市中药材加工厂(昆中药公司的前身)以此为生产依据,曾发挥了地方技术标准的重要作用。该目录因保留了宝贵的制药技艺,在昆明现代中药史上有着独特的文化价值。现存稀少。本次整理校注,注重保留原貌,沿袭地方文脉。

《昆明方目》:原名《各种成药配合方目录》,是1939年1月经云南全省卫生实验处化验合格,昆明市药材业同业公会选定的制药标准;又名《昆明市药材业膏丹丸散目录》,收录86方,分补益门、脾胃门、妇科门等14门。《昆明方目》是"昆中药传统中药制剂"绝大部分药品的早期制药标准。现存稀少。原文仅有药名、药方,本次整理根据档案考证,新增处方来源、流传和存续状况3项。《昆明方目》的施行是近代昆明制药标准化的开端,开启了近代昆明中药生产标准化的先河,具有重要的医药、文化价值。

三、非遗技艺整理的意义

本次非遗技艺的整理,深入挖掘了国家级非遗"昆中药传统中药制剂"信息资源,系统厘清了该项非遗产品的来源、流传和存续状况;整理了近代和现代两次标准化的技术法规,勾勒出中医药产业化、现代化的演变轨迹;记录了非遗产品生产传承的沿革以及在重大疫情和疾病防治中的作用；展现了中医药丰富多彩的文化样式，加深了对这项宝贵的文化遗产的认识；增强了文化自信和文化自觉，为进一步传承和保护中医药奠定了坚实的基础。

640多年来，昆明历代中医药工作者聚沙成塔，汇集成迄今的"昆中药传统中药制剂"和现代中药制剂。这些中药制剂包含了中医药各方面的理论和经验，凝结着宝贵的医药科学技术信息。这次整理，把这些信息保存下来，传播出去，必将增强人民群众的中医药科技文化素养，促进人民健康事业的发展。

在出版中，云南科技出版社精心策划，将本次整理成果汇集成一套丛书：国家级非物质文化遗产"昆中药传统中药制剂"丛书。各册图书可分可合，阅读十分方便。

本丛书的整理与出版，得到国家非物质文化遗产保护资金的资助，列入2021—2022年度中央对地方补助资金重点项目，并给予了大力支持。在此，对各级财政、文化和旅游主管部门及其工作人员和社会各界表示衷心的感谢！

本丛书的缺点和不足之处，希望读者批评指正。

国家级非物质文化遗产"昆中药传统中药制剂"保护领导小组

2022年6月4日

整理说明

一、"档案是行政管理、文化与思维活动的唯一可靠证据，是社会演变的特有反映。"（联合国教科文组织2011年11月10日《档案共同宣言》）档案的整理能够丰富我们对文化的认知，保护权益，提高生活品质。本书用真实权威的档案和文物反映国家级非物质文化遗产"中医传统制剂方法（昆中药传统中药制剂）"丰富多彩的文化，展现其从家庭手工作坊到现代智能制造所取得的历史性变化和丰硕成果。本次整理分药德药道、药品、药艺、药理、药铺、药规和药史共7种文化样式，分别记述。

二、本书选材的范围："昆中药传统中药制剂"研发、生产、建设、经营和服务活动的照片、绘画、图表和简练的文字，简明通俗地介绍"昆中药传统中药制剂"7种文化样式和特色，展现这项文化的孕育、产生、壮大和发展的过程。

三、所用材料主要为昆中药公司保存的档案和文物，也包括近年来征集到的非物质文化遗产档案，部分昆明市档案馆、昆明市药材公司等单位的档案。

四、本次整理保留各个历史时期的铺名、药名、厂名、行政单位名称等。

五、本书的照片共有200多幅，除少数外，均为首次刊出，具有较高的历史文化价值。相关历史照片可参考《老号话非遗：国家非遗昆中药传统中药制剂的传承》《昆中药的故事》。

目　录

第一章　制剂文化——口口相传的造药技艺

　　"昆中药公司"全称昆明中药厂有限公司。作为公司，昆中药公司组建于2000年；作为工厂，昆中药公司建于1956年昆明中药材全行业公私合营时；但作为最初的经营形式——作坊或药铺，可追溯到1381年，至今已有640多年的历史。

制药的起源

　　公私合营时，昆明82家药铺的后作坊并入昆中药企业，其中最早的起源店是朱双美号。

　　据《云南省志·卷七十·医药志》记载，明洪武十四年（1381年）随征南右副将军沐英入滇的军医朱双美，曾制售过朱氏善用水酒和小儿化风

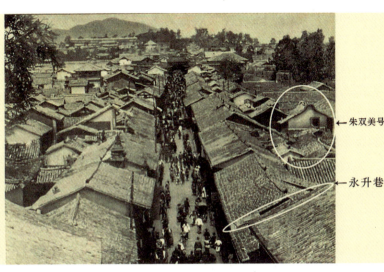

→朱双美号药房

→永升巷

该图为从近日楼往北俯瞰正南街的画面。正南街，于1937年改称"正义路"。右侧为永升巷。巷口有一铺面，出售小儿化风丹和其他货物，铺子左侧临巷道处挂有指路木牌一块，上书"卖小儿化风丹"字样。进入永升巷，左拐到尽头，是租住房屋，制售小儿化风丹，也作出售处。

1899年，昆明正南街永升巷和朱双美号位置图（昆明市档案馆藏）

1

丹，并将这两种成药给两子分售，历经明、清、民国三个时期。[①]中华人民共和国成立后，在昆明正义路永升巷2号开设双美药号的朱氏后代朱亮卿，响应国家公私合营的号召，把小儿化风丹及其资产，与其他81家药铺一起合并到公私合营昆明市中药材加工厂，这就是昆中药公司的前身。公私合营时，朱亮卿和妻子龚秀珍被分配到昆明市药材公司下属的金马中药店当营业员。1381年，这一年成为昆明手工制药的起点，也是昆中药公司的源头。

明代初期，昆明的医户主要有军医朱氏、罗氏等。他们世代世袭，代代相传。从朱双美一直传到朱亮卿，从罗氏祖辈一直传到罗开泰，传承了十数代。这些军医的医学成果和其他医学成果一起，日积月累，一直传承至今。

明代，昆明已经出现中成药，即中药制剂，处于萌芽时期。这时，行医和卖药尚未分离，医与药兼营，并且以行医为主，中药制剂是行医的附带业务。医师主要是行医治病，兼制售少量成药；而专营中成药制售的药铺尚未出现。

制法处方的由来

朱氏善用水酒和小儿化风丹这两种成药均来源于明朝南京内府秘方。据《昆明市志长编·卷七（近代之二）》载："朱双美，由明洪武十四年随沐英到滇，当军营医生。他有两个儿子，分售两项成药：一项是小儿化风丹，一项是朱氏善用水酒，其制法处方，系南京内府秘方。……他这两种成药，一直在昆市销售五百多年。"[②]

按照明初的医学制度，军医入籍前需接受医学教育，经考核合格后方能在军中行医。朱双美掌握医学知识和技术，随军进入云南。但为什么要带水酒和化风丹呢？

---

① 《云南省志·医药志》编纂委员会：《云南省志·卷七十·医药志》，云南人民出版社，1995，第306页。
② 昆明市志编纂委员会：《昆明市志长编·卷七（近代之二）》，1984，第572页。

明初，明军入滇之前做了大量的战备工作，除了粮草先行外，还搜集治战伤、瘴疟的药品。水酒和化风丹就是针对平定云南的实际而准备的。战斗中的跌打损伤，用水酒治疗；化风丹可用于小儿惊风、热病抽搐、癫痫，也可用于瘴疟感染，小孩成人都可用。经过精挑细选，水酒和化风丹被带进云南。

水酒，与白酒、市酒不同，属于药酒的范围。明代的水酒，是指用米与酒曲酿制的带汁水和渣滓的米酒（又称"醪糟""甜白酒"），再加入煎煮去渣的药液，一起蒸煮浓缩后的药酒。这种水酒具有舒筋活络、补益精气的作用，能医治跌打损伤、痨伤、尿结石和胆结石，随军制备，使用方便。后来，朱双美落籍昆明后，一直制售到1930年为止。

化风丹最初出现在宋代。宋代医家施圆的医术《端效方》中首次记载化风丹，由防风、羌活、独活等14味组成。1368年，朱元璋的北伐军攻入元大都，大将军徐达把元朝内阁的图书典籍全部收缴，送往明朝首都南京内阁，其中有施圆的医书《端效方》。化风丹为南京内府制售和使用。

南京内府是皇宫内负责监管制造器具的部门，宫内成药也由内府制造和监管。内府方药不对外开放，因此称"秘方"。按照医书《端效方》化风丹制造的成药，在太医院使用。化风丹传到军中后，军医朱双美随军带到昆明。这一传承途径为非物质技术途径，现在称"非物质文化遗产传承途径"。另一途径是图书记载途径，又称"物质传承途径"。

明成祖迁都北京后，南京内阁的图书典籍包括施圆的医书《端效方》也迁至北京，收贮在左顺门北廊。1441年，图书典籍又移到文渊阁。进入文渊阁时，经过清理登记编成《文渊阁书目》一本，其中著录了施圆《端效方》书名。后来文渊阁的原书《端效方》亡佚。

1445年，朝鲜金礼蒙等人撰写成《医方类聚》一书，在卷二十四内引用施圆《端效方》化风丹。不幸的是，《医方类聚》在朝鲜也早已失传。

日本的丹波元坚将家藏本《医方类聚》一书的残卷（缺12卷），请人参考诸书加以补充，并仿原本活字铅印，于1861年刊行（江户学训堂本）。幸好施圆《端效方》部分方药完好无损。因此，丹波元坚又根据

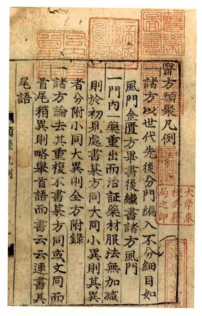

《医方类聚》凡例首页

《医方类聚》所引的信息，辑录成编，专门刊为《施圆端效方》一书，其中记载了化风丹，使其流传了下来。

化风丹就这样一分为二，经过两条途径：一条由朱双美带到昆明；另一条经过《文渊阁书目》《医方类聚》记载下来。因此，今天我们才能分享化风丹所承载的技术和文化。

明代，昆明的制药技术得以传承，得益于先进工具的使用、医学知识的传播和医户世袭制。

先进工具的使用

1383年，大军初步平定乌撒的叛乱后，班师回朝，留沐英等人镇守云南。当时，云南土地广阔，大量肥沃的土地无人耕种，沐英实行军士就地屯田开荒种地，自给自足，广积军粮。同时，迁移湖南、湖北等地的民丁充实到云南，实行民屯和商屯，推行"开荒三年不上田赋"的政策。从内地迁移到云南的汉族劳动人民，估计有四五十万人（其中仅军屯就有29万人）之多①。现在云南地名中称"卫、所、营、屯、堡"的居民点，都是明代"军屯"的遗迹，民屯则多称"庄"或"村"。

数十万汉族屯户从内地把先进的生产技术带到云南边疆，大大提高了劳动生产力水平。牛耕、插秧等技术被广泛应用；水车、石碓、石磨等工具就地制作，供应使用；玉蜀黍和马铃薯等内地的良种被带到云南；铁、

---

① 《云南各族古代史略》编写组：《云南各族古代史略》，云南人民出版社，1977，第133页。

铜、银等金属制品和木制品，如铁锅、铁铲、铜盆、银簪、土木房子等，被铁匠、铜匠、银匠、木匠等制造和建盖出来，这些技术代代相传。先进工具的使用促进了社会分化，加快了制药手工业从农业中分离出来。

兰茂医学的创立与传播

明代初期，昆明杨林人兰茂（1397—1476年）自幼酷爱本草，长大后为了治疗母亲的疾病更加关注医学，饱览医学经典，访求民间验方，发掘滇中药材，探本求源，察脉辨经，足迹遍及三迤大地。他将历经20余年的行医采药、诊病疗疾和探索研究，前人的医药知识、治病经验和自己的治病所得融为一体，于1436年写成具有云南地方特色的药物学著作《滇南本草》和医学著作《医门揽要》。

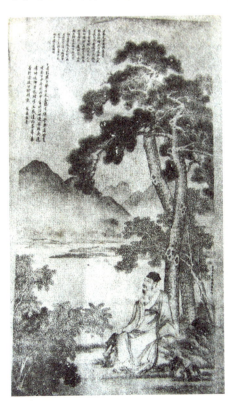

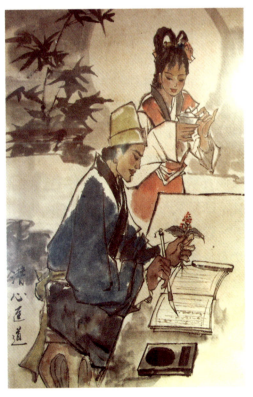

兰茂画像（清末昆明画家杨应选绘，云南省博物馆藏）　兰茂潜心医道图（嵩明县兰茂纪念馆藏）

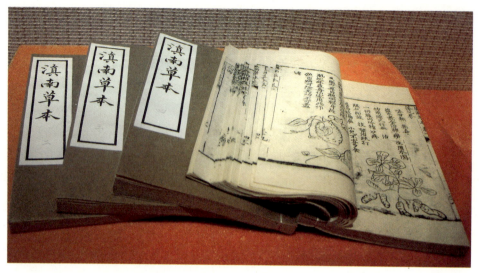

《滇南本草》书影（嵩明县兰茂纪念馆藏）

兰茂以"止庵"为匾名，在杨林家中设馆诊病、收徒，使用和传播中医药学知识。湖南衡阳正堂的管致和（1373—1454年）随兰玉、沐英进军昆明后，全家随军驻守昆明杨林。管致和之长子管群藩（1398—1480年）自幼与兰茂同入私塾，青年从戎，遍历全滇，见多识广；壮年回乡弃戎学医，以兰茂为师，专攻医学。兰茂向管群藩传授尝百草、治百病的医术，自制百草膏治病。管群藩胞弟管群仁（1428—1504年）15岁考中秀才，后弃儒随兄学医，并收藏兰茂《滇南本草》《医门揽要》手稿，传于后世。

管氏世代为医，并在昆明和杨林分别开设万春堂诊所，自制白解丹、牛黄杨林丸、打虫丸、心气痛散等成药，一直传承至今。如今，管氏针灸已列入云南省非物质文化遗产项目名录。兰茂医学的创立与传播，为昆明中医药提供了理论和文化条件，促进了昆明手工制药的发展，影响深远。

药材行商的出现

因军医对药材的需要，出现了商屯——盐屯户，产生了中药材的采购和运输商人。明政府用国家专营的食盐招商投标。盐商用谷米缴作军粮，换取制定的国营盐井的"盐引"（提盐单），提取的盐准许自由贩卖。盐商用少量的资本从内地招募贫苦农民到边疆开垦种地，在明初"开荒三年不上田赋"的政策下，用地租谷米就地换取官盐贩卖。开始用谷米，后来扩大到用茶、马、药材、铁等换盐。临福行、临泰行和临阳行三行在昆明立店经营，专做药材商屯。采购、运输和缴纳药材换取"盐引"，贩卖食盐，从中牟利。药材的供应，为中成药的制作提供了条件。

手工制药的兴起

　　制药工具、医学理论和药材商等为制药奠定了基础。明代初期，随着市镇的兴起，昆明出现了立店经营的中草药商铺，这标志着药材业从农

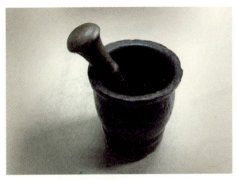

铁药臼（昆中药公司综合档案室藏）

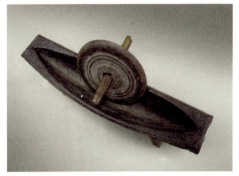

铁药碾（昆中药公司综合档案室藏）

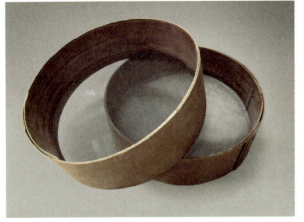

药箩筛（昆中药公司综合档案室藏）

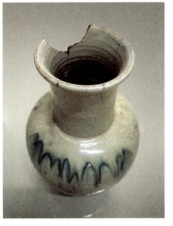

瓷药瓶（昆中药公司综合档案室藏）

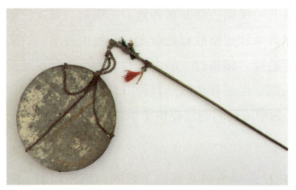

戥子（昆中药公司综合档案室藏）

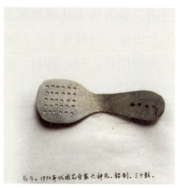

药勺（昆中药公司综合档案室藏）

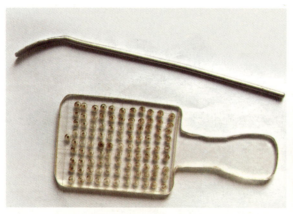

算模（昆中药公司综合档案室藏）

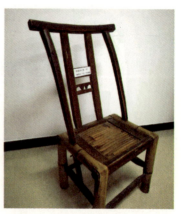

竹凳（昆中药公司综合档案室藏）

业和副业中分离出来。从食品制作技术，如酿造、蒸煮等发展而来的中成
药加工和制作技术，开始独立为一个行业，出现了研末、焙末、合丸、糊
丸、酒炒、醋炒、蜜炒等中药加工和制剂技艺。这些手工制药技艺，在军
医药铺或私人诊所已得到应用。明初，昆明制药作坊使用的生产工具主
要是家用研钵、杵、铁臼、铁碾、铁锅、锅铲、戥子、铜盆、擀面棍等器
具，全为手工制药。

口口相传的造药技艺

明代初期，中药制剂以家庭为单位手工制作，包括中药材识别、中药饮片加工、中成药生产、检验等制剂技术全由一人或一家人承担，社会分工尚未形成。当时，医药知识和技术的传承主要是在家庭内部，一代接一代地传承。其中，父传子授是明代昆明医药教育的重要方式。

家传，在一个个家族内，靠一代一代相传保留下来。代与代之间，制药技艺的传承是口传心授，并借助于制药的行动教育下一代。

历史上，制药技术都需要语言和行为，是一个动态的过程。前辈人通过语言的教育、亲自传授等方式，将制药技术、技艺和技能传授给年轻一代。

各种丸剂因药材形状不同，制作方法也不同。均匀的丸粒，需要合适的工艺、熟练的技术，有时要有某种高超、精湛的

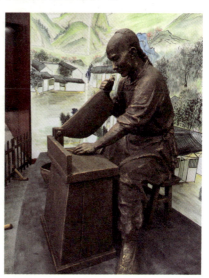

切药塑像（昆中药博物馆藏）

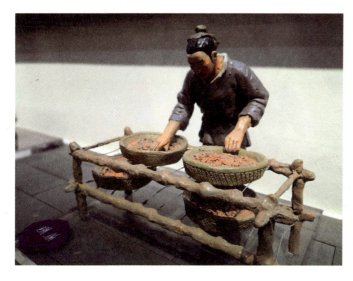

晒药泥塑（昆中药博物馆藏）

9

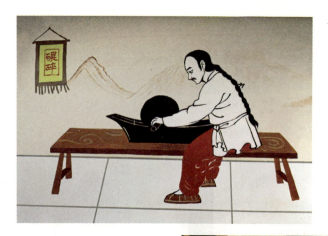

手碾药画（昆中药博物馆藏）

脚碾药塑（昆中药博物馆藏）

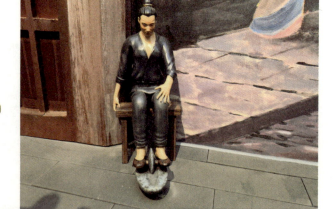

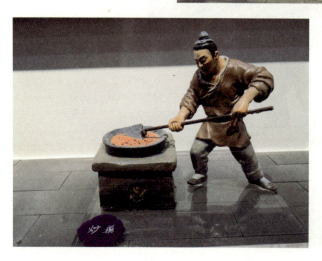

炒药泥塑（昆中药博物馆藏）

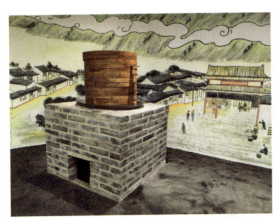

蒸药（昆中药博物馆藏）

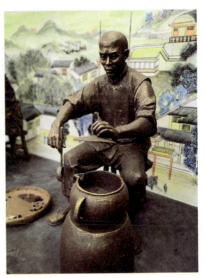

煨药泥塑（昆中药博物馆藏）

技艺，才能制成。古代，家传形成一些规矩：传内不传外、传男不传女，以保证技术和经济利益。

朱双美号制药的工具有石磨、石碓、石研钵、擀面棍、朗筛、箩筛、撮箕、提箩、筲箕、粪箕、竹箩、铁锅、铁铲等。制药的方法主要有炮、炒、煅、炙、蒸、煮、碾、捣等。制成品为丸散膏丹中的丸，以及水酒两种。成药的剂型为丸剂和水酒剂。

丸剂是一种古老的剂型，是把药材研成细粉，加适量的水制成的球类状的固体。比起汤剂来，丸剂服用方便，事先制备便于救急使用，携带方便。这些工具一直用到卧式糖衣锅等新设备出现。

明初，化风丹为贵重的中成药。丹，红色的意思。丹砂，即朱砂，从前道家炼药多用朱砂，因而炼药又称"炼丹"，炼出的药称"丹药"。后来，医家在制成的丸药外面滚上朱砂，即朱砂为衣，也称为"丹"。这种丹的外形是圆球形，仍属于丸剂。作为一种剂型，多用于称呼贵重的中药丸剂或含有多量芳香性药物的丸剂。古代，丹药外面还包一层蜡壳，可以隔绝空气，便于长久保存。化风丹、郑氏女金丹、还少丹、活络丹等都属

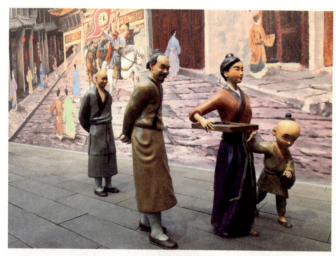

端药盘泥塑（昆中药博
物馆藏）

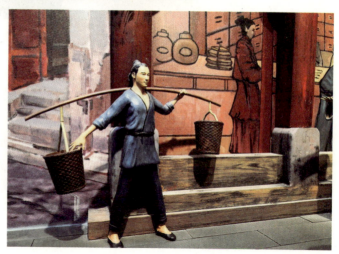

挑药箩泥塑（昆中药博
物馆藏）

于丹剂。与其他丹剂不同，化风丹的朱砂不是滚在表面的，而是混合在药
粉里一起制成丸子，外形呈暗红色的蜜丸。

到明朝末期，知名医师孙光豫被任命为太医院院判，协助院使掌管
皇宫医疗事务。孙光豫晚年辞官回乡，在昆明小西门家中为人治病，制售
婴孩丹丸（小儿救急丹）、犀角保童丸等成药。清代以来，其子孙继承医
业，从未间断。清末，孙永安继承家业，开设万松草堂，一直到中华人民
共和国成立之后，并入公私合营昆明市中药材加工厂。

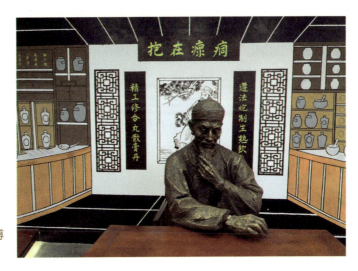

医师诊脉像（昆中药博
物馆藏）

明清时期，医药知识、技术和文化以家庭传承，是符合当时生产力发
展水平的；世代接力，探索和积累了医药经验和知识，为后来的师徒传承
和组织传承奠定了基础。

在明清以后直至中华人民共和国
成立初期公私合营之前共575年的历史
中，昆明的中医药技艺主要靠口授心传
或口口相传。从明初朱双美的小儿化风
丹、朱氏善用水酒，到明末孙光豫的婴
孩丹丸（小儿救急丹）、犀角保童丸和
化虫散，再到清初的郑氏女金丹、阮氏
上清丸，再到清末的再造丸、糊药、烧
腰散和制木瓜等中成药制作，延至近代
的生三七粉和熟三七粉，都是家传。

辛亥革命之后，小儿化风丹仅在家
庭手工制作，规模仍然较小。

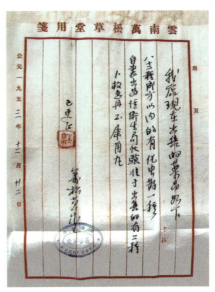

万松草堂登记呈报（1953年，昆明市档
案馆藏）

　　1942年，朱双美的第19代后人朱自新（号亮卿）与人合伙开设维新纸号，制售小儿化风丹和纸盒纸张。1949年2月12日，朱自新从昆明市警察局领取换发的零售商执照，牌名"朱双美号"，继续经营成药和纸盒①。不久，纸盒生意亏折，因而散伙歇业。

　　1951年7月，朱自新将小儿化风丹呈送昆明市人民政府卫生局化验。化验结果合格，准予售卖。1952年9月22日，朱自新向昆明市人民政府卫生局申请加入国药业公会。经昆明市人民政府卫生局审核，发给证明②。至此，朱双美号作为药商加入昆明市国药业公会。

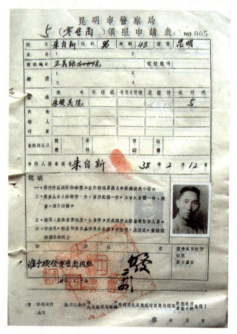

1949年2月12日，朱双美号领照申请表（昆明市档案馆藏）

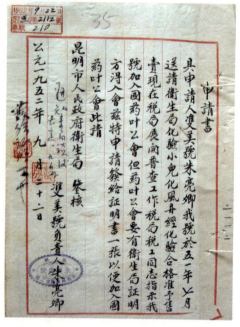

1952年9月22日，朱双美号向昆明市人民政府卫生局申请加入国药业公会（昆明市档案馆藏）

①昆明市警察局零售商领照申请表（朱自新），出自《昆明市政府卫生局医事药商人员领照申请表》，昆明市档案馆藏，档号：32-9-130。
②双美号负责人朱亮卿：申请书（1952.9.21），出自昆明市卫生局药政科《一九五二年有关药房个人申请制药的报告及卫生局的批复》，昆明市档案馆藏，档号：85-1-1637。

1952年10月17日，遵照昆明市人民政府工商业登记暂行办法，朱自新独资，申请登记朱双美号，发给经营执照。经营地址：正义路永升巷2号，制成品名称：小儿化风丹一种①。经登记后，小儿化风丹继续制售。

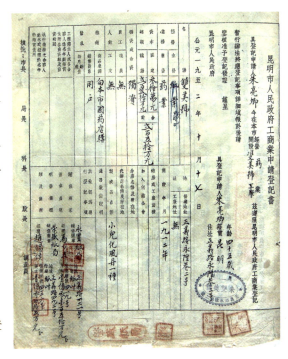

1952年10月17日，朱双美号申请登记书（昆明市档案馆藏）

传承的活力

1956年，昆明中药材全行业公私合营，昆明82家药铺和43家行商合并为公私合营昆明市中药材加工厂，开始工厂化生产，原来的家庭传承转变为组织传承。公私合营后，昆明中医药传承和发展由旧时的家族私人传承，转变为组织传承，生存和发展资源更加广阔。

1954年3月，在昆明市人民政府卫生局的领导下，昆明市中医药界整理出《昆明81种成药配方目录》作为行业制剂标准，制药技术得到进一步规范。

1959年，云南省卫生厅药品检验所和昆明市人民政府卫生局根据老药工的经验，结合昆明市中药生产的实践，整理出《昆明市咀片规范》，对

①昆明市人民政府工商业申请登记书（双美号），出自昆明市工商行政管理局《关于国药业商业户（19）52-（19）53年开业申请表》，昆明市档案馆藏，档号：59-1-2255。

中药饮片的炮、炒、煅、炙等各种加工方法开始加以记录和总结。在昆明中药史上，首次整理了老药工的技术，保留了宝贵的非物质文化遗产制剂工艺。

为了确保"三线"建设的战备需要，1972年2月7日，云南省商业厅下达《1972年度中药材调拨的通知（草案）》，对麝香的供应规定"各地收购的麝香一律调省"，昆明的麝香开始实行凭证供应。随着麝香的日益紧缺，化风丹因缺乏麝香、天麻等药材而停产。

1974年，云南省卫生局组织整理中成药质量标准，拟定《云南省药品标准》。《云南省药品标准》（1974年版）根据制药实际，收载了化风丹的质量标准，保留了传统知识，规范了制剂生产。

1989年，为满足外贸出口需要，昆明市中药制药厂生产镇惊化风丹。镇惊化风丹作为云南特产，通过中国医药保健品进出口公司云南省分公司经营，出口到缅甸、泰国等国家。同时，中国药材公司、国家医药管理局中成药情报中心

镇惊化风丸

规　　格	1g
主要组成	生天南星　钩藤　郁金
功　　能	逐痰息风
主　　治	顽痰壅塞，胸膈痞满，惊风抽搐，神志不清，大便秘结
生产单位	滇 02

《全国中成药产品集》文摘（昆中药公司综合档案馆藏）

站《全国中成药产品集》收载昆明市中药制药厂生产的镇惊化风丸（镇惊化风丹）以及救急丹[1]，列入小儿惊风门。在地方标准升国家标准中，镇惊化风丹和救急丹未申报而停产。

1993年，卫生部批准人工麝香为国家一类中药新药，人工麝香代替天然麝香入药，含有人工麝香的化风丹逐渐恢复生产。到2022年，有贵州万胜药业有限责任公司、遵义廖元和堂药业有限公司和云南白药集团大理药业有限责任公司生产化风丹。

---

[1]中国药材公司、国家医药管理局中成药情报中心站：《全国中成药产品集》，山西科学教育出版社，1989，第113页。

昆明的化风丹虽然停产了，但其生产技术已经被吸收到其他22个丸剂的生产之中，得到传承发展。药工亲自传授、实际参与生产，继承了化风丹的古老工艺技术，用于其他丸剂中。其他丸剂的生产取得了历史性的成就，生产制造由手工逐步变为机械设备制造，继而又由机械化变成智能化制造。

目前，在"昆中药传统中药制剂"生产传承中，人工仍然实际参与其中，发挥机器所不能完成的工作。人的生产劳动与机器结合，智能化程度越来越高，生产传承能力大为提高，已经迈上了产业化、标准化、现代化之路。

第二章　精品文化——独树一帜的产品体系

　　明初，昆中药公司的起源店"朱双美号"制作了第一个成药小儿化风丹。从那时开始，历代昆明中医药人创造和制作了无数成药。截至2022年，昆中药公司有140个生产批文品种，独家产品21个，云南名牌产品7个；有18项国家专利，其中发明专利12项；传统中药制剂有99个。这些品种是昆明中医药的精华，在我国中医药宝库中独树一帜，自成体系。

中成药的来源

　　"昆中药传统中药制剂"是中医理论与技术的结晶，其来源于五个方面：古典名方、家传秘方、知名医师验方、民间验方、科研处方。

　　"昆中药传统中药制剂"的很多配方来源于古典医籍中方证明确、组方严谨、疗效可靠的著名方剂。这类古方主要包括秦汉至清代以前文献所载的名方，如《伤寒论》《金匮要略》《千金要方》《太平惠民和剂局方》《温病条辨》等著名方书所载的方剂，为传统精品中成药的主要来源。这些精品中成药经过长期的反复使用和验证，起疴祛疾，疗效卓著，是中医药宝库中的珍品。

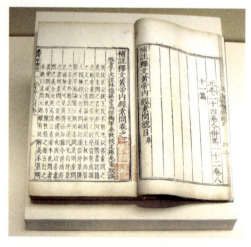

《黄帝内经》书影（中国国家博物馆藏）

感冒疏风丸是东汉张仲景《伤寒论》麻黄汤与桂枝汤合方并加味而组成的。金匮肾气丸用《金匮要略》的书名来命名其中的肾气丸（后加味）。金花消痤丸

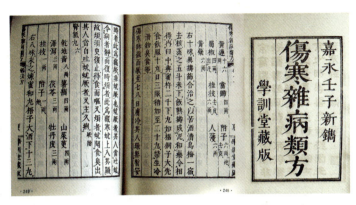

《伤寒杂病论》乌梅丸（昆中药公司综合档案室藏）

是东晋时期葛洪《肘后备急方》（约公元3世纪）中的无名方（黄连、黄芩、黄柏和栀子）［唐代王焘《外台秘要》（752年）引唐人崔知悌《产书》名之曰黄连解毒汤］和明代兰茂《滇南本草》忍冬丸（金银花和甘草）的合方加味而组成的。

参苓健脾胃颗粒源于宋代《太平惠民和剂局方》参苓白术散。补中益气丸出自金代李东垣《脾胃论》。桑菊银翘散是由清代吴鞠通《温病条辨》中的桑菊饮和银翘散化裁而来的……它们都经过无数医家的运用，疗效显著，得以流传下来。

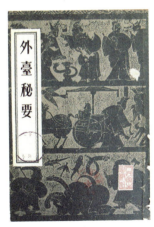

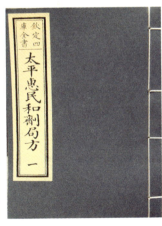

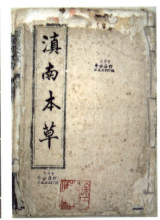

《外台秘要》书影（昆中药公司综合档案室藏）

《太平惠民和剂局方》书影（昆中药公司综合档案室藏）

《滇南本草》（1914年云南丛书版，昆中药公司综合档案室藏）

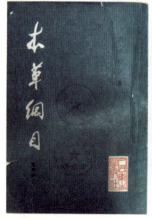 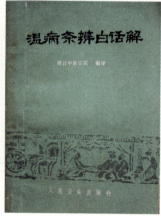 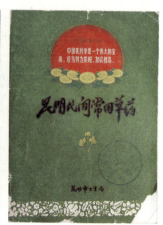

《本草纲目》书影（昆中药   《温病条辨白话解》（云南   《昆明民间常用草药》书影
公司综合档案室藏）   省图书馆藏）   （昆中药公司综合档案室藏）

　　"昆中药传统中药制剂"的许多配方是昆明医药世家的家传秘方。如朱氏善用水酒、小儿化风丹是明代初期（1381年）军医朱双美世家相传的祖方。小儿救急丹、犀角保童丸是明思宗崇祯年间（1628—1643年）太医院院判孙光豫的家传秘方。阮氏上清丸、郑氏女金丹是清康熙年间（1662—1722年）昆明阮氏和郑氏流传下来的，相传300余年。1857年设立的福林堂制售糊药、再造丸、烧腰散、制木瓜等。1892年设立的杨衡源保龄药室等药铺制售化虫散（即和胃疗疳颗粒）。止咳丸，原名"立止咳嗽丸"，是1907年翟玉六配制的家传秘方……这些药世代相传，传承了100年以上，配方独到，为病家所信赖。

　　旧时，制药为家传技艺，是一个家族的传家宝，严格保守配方秘密，不轻易传授外人。所谓"遵法秘制"，就是指配方和制法保密。中华人民共和国成立后，制定了保密规定，对具有一定经济价值的秘方仍然实行保密制造，维护了发明创造者和国家技术安全的利益。

　　"昆中药传统中药制剂"的一些配方是知名医师的验方。近代云南四大知名医师吴佩衡、戴丽三、姚贞白、康诚之，都创制或使用了独具疗效的中成药。这些验方成为昆中药公司品种的重要来源，比如吴佩衡擅长附子的运用，开创扶阳学派，号称"吴附子"。昆中药公司生产的桂附理中丸是抚阳学派的代表方。昆中药公司生产的感冒疏风丸，是戴丽三的家传验方，中华人民共和国成立后戴氏把它献给昆明市人民政府。姚贞白是中医世家出身，擅长妇科，继承兰茂医学，擅长香附的使用，创制了昆明方逍遥散（舒肝散）等众多妇科良药。儿科知名医师康诚之，祖上数代为医，善于治小儿疳积、小儿感冒，积累了丰富的医学经验和思想。"若要小儿安，就用疳积散"，旧时就是街头巷尾的民谣。小儿感冒颗粒就出自康诚之的"桔梗板蓝剂"。

此外，还有著名伤科医生曲焕章创制的百宝丹、儿科知名医师李继昌立方的"宝宝乐"（颗粒剂）、知名医师杨国祥和吴宗柏创制的暖胃舒乐颗粒、国医大师张震配方的益气健肾膏等。这些知名医师将中医药与云南独特的地理气候、地道药材相结合，配方精当，更加适合滇中地区的常见病、多发病。

"昆中药传统中药制剂"多来自民间验方。如用三七创制的生三七丸和熟三七丸，用天麻配制的天麻祛风补片，用臭灵丹创制的感冒消炎片，用南板蓝根创制的板蓝清热颗粒，用乌梅、紫苏叶配制的梅苏颗粒，配有香附的女金丹、妇舒丸、调经止痛片、香砂平胃颗粒等，配有当归或茯苓的中成药就更多了。三七、天麻、臭灵丹等云南地道药材，在云南彝族、白族、苗族、哈尼族等地区使用历史悠久，积累了丰富的防治经验。这些地道药材和验方凝集着民族民间传统知识和技术，它们的制造与使用是云南生物多样性可持续性利用的优秀成果。

参苓健脾胃颗粒

参苓健脾胃颗粒源于《太平惠民和剂局方》参苓白术散。该方因地制宜，结合云南气候节令，根据兰茂医学"感寒论"，由陈皮、北沙参（人参改为北沙参）、茯苓、白术、砂仁（盐炙）、扁豆（炒）等10味组成。功能为补脾健胃、利湿止泻，同时兼顾养阴。

清末，昆明药铺福林堂、寅生堂、杨衡源保龄药室、大安堂等均制售参苓白术散。1938年6月28日，云南省卫生试验所化验参苓白术散合格

（化验报告书第49号。外观形状：末药，色淡黄。封口状况：纸盒装），许可制售[1]。

1965年10月，云南省卫生厅、云南省商业厅和云南省供销合作社开展成药下乡活动，将云南方"参苓白术散"列入第一批下乡成药，在云南广大农村使用，为人们所熟悉。

1984年，将原散剂改为冲剂，以"参苓白术冲剂"之名载入《云南省药品标准》（1984年版），标准编号为滇Q/WS690—1984。该标准的处方与1974年版"参苓白术散"处方相同（人参改为北沙参，去桔梗加陈皮）。该标准还规定了制法、形状、检定、规格和贮藏事项。

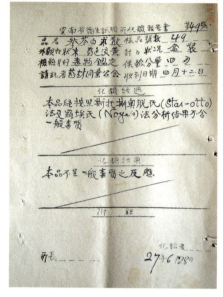

云南省卫生试验所化验报告书（参苓白术散）（昆明市档案馆藏）

1997年3月，申请将参苓白术冲剂列入部颁标准，因其与《中国药典》参苓白术散是同名异方，根据规定而改称"参苓健脾胃颗粒"（无桔梗和大枣，有陈皮）。参苓健脾胃颗粒源于中医经典名方，又融合云南地道药材特色，适应疾病的多样化和复杂性。因此，参苓健脾胃颗粒成为云南特产中成药。

根据国家药品标准，参苓健脾胃颗粒的功能与主治为补脾健胃，利湿止泻。用于脾胃虚弱，饮食不消，或泻或吐，形瘦色萎，神疲乏力。

2012年后，临床试验表明参苓健脾胃颗粒治疗小儿厌食症[2]、肠易激

---

①云南省卫生试验所化验报告（第49号，参苓白术散），出自《昆明市工商业联合会同业公会国药业1.卫生试验化验许可证，2.化验报告书》，昆明市档案馆藏，档号：32-30-179。
②王红峰、代均胜：《参苓健脾胃颗粒配合捏脊法治疗小儿厌食症100例》，《山西中医》，2012，第3期，第290-291页。

综合征腹泻[1]、慢性萎缩性胃炎[2]、非酒精性脂肪肝[3]、小儿腹泻病（脾虚泻）[4]等，疗效显著。

舒肝散/舒肝颗粒

舒肝散（舒肝颗粒）源自宋代《太平惠民和剂局方》逍遥散。舒肝散（舒肝颗粒）在加味逍遥散中加入醋香附，增强了理气解郁的作用。

香附是云南民族民间常用药。明初，兰茂在《滇南本草》《医门揽要》中总结了民族民间使用香附的知识，配制了多种用法。香附是莎草科植物莎草的根茎。昆中药公司生产的香附为醋炙香附。香附经醋炙后，增强了香附疏肝理气的药力，对寒凝气滞，肝郁犯胃引起的胃脘疼痛，行气止痛的效果更加明显。兰茂还用来舒肝和血散，这对舒肝散之名给予很大启发。

加味逍遥散是明代知名医学家薛己《内科摘要》的名方。加味逍遥散在《太平惠民和剂局方》逍遥散的基础上增加牡丹皮和栀子，又称"丹栀逍遥散"，增强了清解郁热的作用。

清末，昆明的医学世家姚氏医家于1906年开设福元堂，借鉴兰茂和薛己等医师的经验，在丹栀逍遥散的基础上加香附，创制昆明方逍遥散。此后，姚济药号和姚济药室均制售昆明方逍遥散。

1938年12月30日，经过昆明市药材业同业公会主席张万钟呈请，云南全省卫生实验处处长姚寻源签署成药许可证，颁发制售昆明方逍遥散成药

---

① 张超贤、郭李柯、秦咏梅：《针刺联合参苓健脾胃颗粒治疗肠易激综合征腹泻型的近远期疗效观察》，《中华中医药学刊》，2016，第4期，第854-859页。

② 吉文龙、杨君、邢海龙：《参苓健脾胃颗粒对慢性萎缩性胃炎患者胃泌素及免疫功能影响》，《世界中医药》，2017，第2期。

③ 姚政、林达、曹露等：《参苓健脾胃颗粒对抗非酒精性脂肪肝病小鼠肝脏UCP-2和Cytb表达的影响》，《时珍国有国药》，2019，第10页。

④ 闫永彬、定樱、郑海涛等：《参苓健脾胃颗粒治疗小儿腹泻病（脾虚泻）119例多中心随机对照双盲临床研究》，《中医杂志》，2021，第8期，第677-682页。

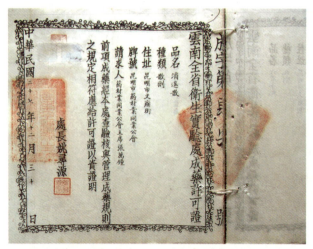

1938年，逍遥散成药许可证（昆明市档案馆藏）

许可证，证号：成字第47号①。

1974年，逍遥散更名为"舒肝散"，后来又研制出舒肝颗粒。二者都是舒肝理气，散郁调经的妇科良药。

舒肝散（舒肝颗粒）的功能与主治：舒肝理气，散郁调经。用于肝气不舒所致的两胁疼痛，胸腹胀闷，月经不调，头痛目眩，心烦意乱，口苦咽干，以及肝郁气滞所致的面部黧黑斑（黄褐斑）。

2006年后，医药工作者发现舒肝散（舒肝颗粒）有不少新的用途。舒肝散（舒肝颗粒）能治疗酒精性肝纤维化（酒精性脂肪肝）②、肝郁气滞型腹痛③、肝郁化热型经行头痛④、脑卒中后抑郁⑤、更年期焦虑症⑥、女性

---

①云南全省卫生实验处成药登记证（登字第166号，逍遥散），出自《昆明市工商业联合会同业公会国药业1.卫生试验化验许可证，2.化验报告书》，昆明市档案馆藏，档号：32-30-179。

②朱本贵、李昌平、陈霞：《舒肝颗粒对酒精性肝纤维化的疗效及其机制的实验研究》，《中国中西医结合消化杂志》，2006，第1期，第8-11页。

③宋瑜、周善康、姚树成：《舒肝颗粒治疗肝郁气滞型腹痛147例》，《河南中医》，2006，第9期，第72页。

④王伟：《舒肝颗粒治疗肝郁化热型经行头痛》，《医药论坛杂志》，2008，第1期，第73-74页。

⑤史福平、邱卫英、苏立凯、赵慧新：《舒肝颗粒治疗脑卒中后抑郁46例临床观察》，《中国医师进修杂志》，2012，第3期，第44-45页。

⑥宋志宇、庞剑月、隋净净、李恒芬：《舒肝颗粒治疗更年期焦虑症的机制研究》，《中药药理与临床》，2013，第3期，第183-185页。

更年期综合征[1]、乳腺增生症[2]、郁病肝郁气滞证（轻中度抑郁发作）[3]、糖尿病周围神经病变伴轻中度抑郁症[4]、肝郁气滞型功能性室性早搏[5]。

联合其他药，舒肝散（舒肝颗粒）也有新的用途。舒肝颗粒与三苯氧胺合用治疗乳腺增生症[6]，舒肝颗粒联合消结安胶囊治疗乳腺增生症[7]；舒肝颗粒联合甲巯咪唑治疗Graves病[8]；舒肝颗粒联合黛力新治疗冠状动脉支架植入术后抑郁[9]；舒肝颗粒联合马来酸曲美布汀治疗功能性消化不良[10]；舒肝颗粒联合复方青黛胶囊治疗寻常型银屑病（血热证）[11]；舒肝颗粒联合维生素C、维生素E及复方维甲酸治疗黄褐斑伴月经不调[12]；舒肝颗粒联合左甲状腺素纳治疗甲状腺结节[13]；舒肝颗粒联合氟伏沙明治疗女性更年

[1]赵爱民、翟文静：《舒肝颗粒在女性更年期综合征治疗中的应用及疗效观察》，《中医临床研究》，2013，第24期，第34-35页。

[2]李瑞：《舒肝颗粒治疗乳腺增生症的临床观察》，《中国医药指南》，2014，第11期，第277-278页。

[3]候玉涛：《舒肝颗粒治疗郁病肝郁气滞证（轻中度抑郁发作）的临床研究》，《云南中医药大学硕士论文电子期刊》，2015，第9期。

[4]刘佳佳：《舒肝颗粒治疗糖尿病周围神经病变伴轻中度抑郁症的临床观察》，《山东中医药大学硕士论文电子期刊》，2017，第3期。

[5]岳静怡：《舒肝颗粒对肝郁气滞型功能性室性早搏的干预作用探讨》，《辽宁中医药大学硕士论文电子期刊》，2019，第8期。

[6]蔡丽娜、黄敏：《舒肝颗粒与三苯氧胺合用治疗乳腺增生症疗效观察》，《中药新药与临床药理》，2006，第3期，第231-232页。

[7]王雪琴：《消结安胶囊联合舒肝颗粒治疗乳腺增生症的临床观察》，《中国医药指南》，2013，第11期，第679-680页。

[8]尤安民、付立武、秦雪鸽：《甲巯咪唑联合舒肝颗粒治疗Graves病的临床观察》，《中国现代医生》，2011，第16期，第79-80页。

[9]陈必勤、储丽英：《舒肝颗粒联合黛力新治疗冠状动脉支架植入术后抑郁随机平行对照研究》，《实用中医内科杂志》，2013，第23期，第42-43页。

[10]丁会玲、鲁素彩、孟杰等：《马来酸曲美布汀联合舒肝颗粒治疗功能性消化不良的临床疗效及安全性评价》，《中国临床药理学杂志》，2016，第6期，第499-501页。

[11]袁玲玲、程玉娟、李建红等：《复方青黛胶囊联合舒肝颗粒治疗寻常型银屑病（血热证）的临床研究》，《中国中医基础医学杂志》，2016，第8期，第1077-1079页。

[12]李艳青、陈璐、杨琦等：《舒肝颗粒辅助治疗黄褐斑伴月经不调的临床观察》，《中国药房》，2016，第26期，第3692-3694页。

[13]梁辉：《左甲状腺素联合舒肝散颗粒治疗甲状腺结合的临床分析》，《吉林医学》，2017，第4期，第714-716页。

期焦虑抑郁[①]；舒肝颗粒联合天舒胶囊治疗紧张性头痛[②]；舒肝颗粒联合光子嫩肤治疗痤疮炎性红斑等，均获得满意的疗效。

2022年1月24日，北京中医药大学东方医院郭荣娟团队，在《Journal of Ethnopharmacology（民族药理学杂志）》上用外文发表研究论文，报道了其研究成果。他们对混合性焦虑与抑郁障碍（MADD）400例患者开展随机、双盲、安慰剂对照、多中心临床试验，检验舒肝颗粒治疗混合性焦虑与抑郁障碍的临床疗效和安全性。结果显示，治疗8周后，舒肝颗粒可改善混合性焦虑与抑郁障碍患者的症状以及常见的躯体化症状，且没有毒性反应，提示具有良好的有效性和安全性[③]。

香砂平胃颗粒

香砂平胃颗粒来源于宋代医家周应的《简要济众方》平胃散加味。宋代以后，历代医书如《太平惠民和剂局方》《万病回春》《景岳全书》等，均把平胃散作为治疗湿滞脾胃的基础方。香砂平胃颗粒是在"平胃散"基础上加入香附和砂仁而得的。香附和砂仁都是云南地道药材，有长久的种植和使用历史。

砂仁是云南保山、德宏、版纳等地种植的大宗药材，原产地为泰国、缅甸、柬埔寨等。这些地区地处热带，夏季湿润多雨，空气湿度高。砂仁气味芳香，常用作调味品。热带地区的人往往湿阻气滞，食欲较差。砂仁具有化湿行气、醒脾和胃的作用。食物里放入砂仁，能增强食欲，改善营养供应。据记载，清代，砂仁从国外引进种植和使用，在福建、广东、云南等地逐渐为人们所使用。后来，云南的砂仁种植面积大、收成好，不仅供食用，而且作药用。

---

① 胡秀琼：《氟伏沙明联合舒肝颗粒治疗女性更年期焦虑抑郁的临床分析》，《健康之路》，2018，第4期，第228页。

② 赵琪、钟莲梅：《天舒胶囊联合舒肝颗粒治疗紧张性头痛的临床研究》，《医学食疗与健康》，2020，第2期，第93-94页。

③ Li Yang, Li Liqi, Guo Rongjuan, et al. Clinical efficacy of Shugan granule in thetreatment of mixed anxiety-depressive disorder: A multicenter, randomized, double-blind, placebo-controlled trial（Journal of Ethnopharmacology, 2022）.

香砂平胃颗粒的原处方在清代就出现了。1857年昆明设立的福林堂，制售香砂平胃散。福林堂的香砂平胃散，除了现在的6味药外，还加山楂、麦芽和神曲，共9味。除福林堂制售香砂平胃散外，其他药铺也制售该药。

1939年，香砂平胃散载入昆明市药材业同业公会汇编的制剂标准《昆明方目》之中，由药铺制售。中华人民共和国成立后，香砂平胃散于1954年收载入《昆明81种成药配方目录》，成为制剂标准。后来，香砂平胃散列入《云南省药品标准》（1974年）中。

1984年，昆明将该药的散剂改进为颗粒剂，称"香砂平胃颗粒"。

1998年12月，云南省卫生厅委托云南省第一人民医院、昆明医学院第一附属医院、云南省红十字会医院和云南省中医学院附属医院，对香砂平胃颗粒开展临床研究。结果显示：香砂平胃颗粒是治疗湿滞胃肠症及脾虚食滞证的良药①。

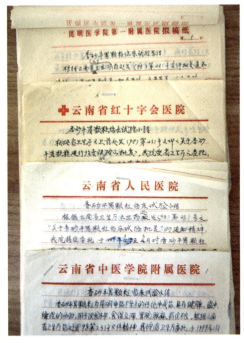

1999年，香砂平胃颗粒的临床报告（昆中药公司综合档案室藏）

地方标准升国家标准时，收入《中华人民共和国卫生部药品标准·中药成方制剂》第十二册（标准编号：WS$_3$-B3-2369-97）中。目前，香砂平胃颗粒就是按这一国家标准生产的。

香砂平胃颗粒的功能与主治：健脾，温中，燥湿。用于饮食不节，食湿互滞，胃脘胀痛，消化不良。

①寸淑芬、熊辉：《香砂平胃颗粒临床试验小结》，昆中药公司综合档案室，香砂平胃颗粒卷。

现代临床研究表明，香砂平胃颗粒治疗功能性消化不良（食湿中阻证）[1][2]、慢性胃炎[3]、慢性心衰合并消化不良[4]、湿阻中焦证（胃肠炎症）[5]、幽门螺杆菌相关性胃炎伴消化不良[6]、脾虚湿盛型泄泻[7]等，疗效显著。

联合其他药物，香砂平胃颗粒还有新的治疗用途。香砂平胃颗粒联合雷贝拉唑和吗丁啉治疗反流性食管炎[8]；香砂平胃颗粒（散）联合半夏泻心汤治疗幽门螺杆菌相关性慢性胃炎[9]；香砂平胃颗粒联合莫沙必利胶囊治疗2型糖尿病合并消化不良[10]，疗效理想。

清肺化痰丸

清肺化痰丸是中医药与云南地道药材相结合的产物。清光绪年间，清肺化痰丸在昆明药铺福林堂制售，深受患者喜爱。清肺化痰丸是在宋代《太平惠民和剂局方》（1151年）三拗汤、明代《韩氏医通》（1522年）

---

①曹会娟、杨昆豫、计洋洋：《香砂平胃颗粒治疗功能性消化不良的临床观察》，《临床医药文海电子杂志》，2018，第66期，第156-166页。

②胡刚、魏玉霞、赵宇明等：《香砂平胃颗粒治疗功能性消化不良（食湿中阻证）临床观察》，《中国民族医药杂志》，2009，第12期，第17-20页。

③代文英：《香砂平胃颗粒治疗慢性胃炎临床效果》，《世界最新医学信息文摘》，2018，第48期，第13-14页。

④赵佳欣、冯璐璐：《香砂平胃颗粒治疗慢性心衰合并消化不良的临床研究》，《系统医学》，2021，第5期，第140-142页。

⑤李晗、高云航、宋玲等：《香砂平胃颗粒对湿阻中焦证大鼠胃肠功能的影响及机制》，《药物评价研究》，2021，第5期，第949-955页。

⑥朱新影、赵丽伟、孟霞等：《香砂平胃颗粒治疗幽门螺杆菌相关性胃炎伴消化不良的近期疗效观察》，《中华全科医学》，2021，第7期，第1107-1110页，第1178页。

⑦蔡德发：《加减香砂平胃颗粒治疗脾虚湿盛型泄泻的临床研究》，《北京中医药大学硕上内文电子期刊》，2011，第9期，第53页。

⑧李淑红、唐艳萍、李淑云：《雷贝拉唑联合吗丁啉联合香砂平胃颗粒治疗反流性食管炎的临床疗效观察》，《湖南中医药大学学报》，2010，第4期，第21-22页。

⑨董宝迪：《香砂平胃散联合半夏泻心汤治疗幽门螺杆菌相关性慢性胃炎的疗效及药学分析》，《中国医药指南》，2019，第33期，第212-213页。

⑩冯璐璐、赵佳欣：《香砂平胃颗粒联合莫沙必利胶囊治疗2型糖尿病合并消化不良的疗效研究》，《中国现代药物应用》，2021，第5期，第113-115期。

三子养亲汤和《医方考》（1584年）清气化痰丸三方的基础上升华而成的，为降气化痰，止咳平喘的方剂，用于肺热咳嗽，痰多气喘，痰涎壅盛，肺气不畅。

肺热咳嗽是云南常见病、多发病。云贵高原属亚热带温润区，来自印度洋的西南季风和来自太平洋的东南季风都可到达。这样看来，云贵高原是两类季风的交汇处。在夏季，太平洋和印度洋的湿润气流都带来丰富的降水，加上地势的影响，降水量一般在1000毫米左右，各地气候差异不大。但在冬半年，由四川、贵州来的冷空气受到云贵高原和横断山脉的层层阻挡，使冷锋面在贵阳和昆明之间处于静止状态，这叫昆明静止锋。昆明静止锋以东，云雾笼罩，多阴雨冷湿的天气；以西，碧空如洗，多晴朗温暖的天气。因此，贵阳一带冬半年有"天无三日晴"之说。昆明地势高，夏季不热，冬半年又处于静止锋的暖空气一侧，入冬不冷，所以被称为四季如春的"春城"。在暖空气长期控制之下，尤其三四月，昆明的空气干燥异常，加上辛辣食物的刺激，肺热咳嗽多发。

肺热咳嗽的临床表现：咳嗽、咯痰黏稠、色黄、不易咯出，或兼有发热、胸闷、呼吸不畅、流涕、咽喉疼痛、口渴、尿黄、便干、舌质红、舌苔黄等。对于随地吐黄痰的人，昆明人厌恶之极。中医则常为这类人开具清肺化痰丸，清热镇咳。

按照国家标准，清肺化痰丸的功能与主治：降气化痰，止咳平喘。用于肺热咳嗽，痰多气喘，痰涎壅盛，肺气不畅。

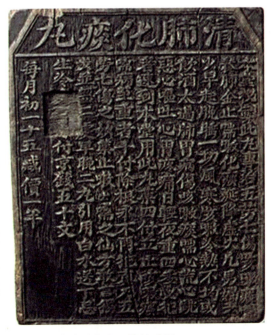

清代福林堂清肺化痰丸仿单雕版

肺热咳嗽用西医来说，是指急性支气管炎、慢性支气管炎、肺炎、支气管哮喘、支气管扩张、上呼吸道感染引起的咳嗽痰多、咽痛、胸闷、痰黄黏稠等症。现代药效学试验表明，清肺化痰丸对金黄色葡萄球菌等五种细菌有体外抗菌作用，还有抗炎、镇咳、平喘及祛痰的作用。能够减少咳嗽次数，延长哮喘潜伏期，对气管平滑肌有明显的解痉作用。

1999年，云南中医学院附属医院的汤小虎、宋琦云、杨艳等人用清肺化痰丸治疗痰热咳嗽，结果显示，清肺化痰丸治疗痰热咳嗽疗效显著[1]。

2015年，复旦大学公共卫生学院的杨莹莹、李莉珊、吕鹏等人对大气PM2.5（细颗粒物）致肺损伤做了动物大鼠实验，用清肺化痰丸治疗。结果显示，清肺化痰丸对气管滴注PM2.5导致的大鼠肺损伤有一定的减轻作用[2]。

板蓝清热颗粒

板蓝清热颗粒采用云南高原南板蓝根加薄荷脑制成。南板蓝根为爵床科植物马蓝的干燥根茎及根。云南是板蓝根的主产地。历史上，板蓝根是彝族、瑶族等少数民族抗击流行性感冒、急性咽炎、扁桃体炎、腮腺炎等疾病的常用药，使用历史悠久。各族人民除了用南板蓝根作为染料外，在药用方面也积累了丰富的知识，有深厚的民间习用经验和验方。

据2016年调查，云南省红河州金平县苗族、瑶族和元阳县哈尼族于清康熙年间（1662—1722年）使用南板蓝根，形成"奏请药神""度竹木精""槽泡""桶泡"等民俗。南板蓝根，瑶族把它叫作"蓝靛""靛""土靛"。既做染料，也药用。金平县金水河镇普角村委会广西寨村卫生员刘富珠说：瑶族世代使用板蓝根，本地传说至少已用了三百多年。瑶族用蓝靛的方法很多。靛叶采回来砍断、晒干、舂成细粉。可吞服，或冲服，或配猪心、猪肺、鸡肺等煨吃。也有外用药——桶泡。

---

①汤小虎、宋琦云、杨艳等：《清肺化痰丸治疗痰热咳嗽90例》，《云南中医学院学报》，1999，第2期。

②杨莹莹、李莉珊、吕鹏等：《清肺化痰中药对大气PM2.5致大鼠肺损伤的干预作用研究》，《环境与健康杂志》，2015，第5期，第377-380页、第471页。

用来防治流行性感冒、瘟疫、高热、疮毒等。村里有瑶族古书《度箕书》（又名《挂灯书》或《度戒书》）、《瑶族师歌本》和《合婚书》，我二哥刘富印会唱，会用。挂灯用蓝靛祭祀祖先，祈求平安，蓝靛起到防疫的作用。

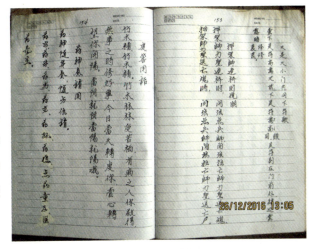

《度箕书》抄件一页（刘富印提供）

中华人民共和国成立初期，云南中医常用南板蓝根熬大锅药，用于预防流感，获得显著疗效。后来，医学科学研究表明，南板蓝根具有清热解毒，凉血消肿，利咽散结的功效。可用于温病发热头痛或发斑疹，高热头痛，痄腮，咽喉肿痛，痈肿疮毒，丹毒，喉痹，咽喉炎，扁桃体炎；流行性感冒；可防治流行性乙型脑炎、急慢性肝炎、流行性腮腺炎。药理研究证实，南板蓝根具有抗菌、抗病毒、抗炎、抗内毒、抗钩端螺旋体、增强免疫力等作用。此外，病理研究显示，南板蓝根能显著地清除引起体内体温升高的热原体，通过杀灭体内的病毒细菌等病原体、清除引起发烧的过氧自由基和热原等因素而实现退热。

现在，红河州金平县、元阳县等地大面积种植南板蓝根。现代研究表明，与其他省区的板蓝根相比，云南种植的南板蓝根的有效成分含量较高。20世纪90年代，医药工作者将南板蓝根制为颗粒剂，使用更加方便。

2013年9月，国家中医药管理局突发公共事件中医药应急专家委员会与中国中医科学院中医临床基础医学研究所组织编写的《流行性感冒与人感染禽流感诊疗及防控技术指南》出版。该指南把板蓝清热颗粒列为防治流行性感冒与人感染禽流感中成药口服制剂①。

2020年2月1日，云南中医药大学、云南省中医药学会发布《防控新型冠状病毒感染肺炎中成药使用建议》。在医学观察期，临床表现为发热、乏力、干咳伴恶寒、胃肠不适、腹泻，推荐使用板蓝清热颗粒②。

止咳丸

止咳丸原名"翟玉六立止咳嗽丸"（简称"止咳丸"），是近代云南知名医师翟玉六的家传验方。1907年，翟玉六把《太平惠民和剂局方》（1151年）苏子降气汤与参苏饮和明代张时彻《摄生众妙方》（1550年）定喘汤三方合方加减而成止咳丸。起初，在翟玉六开设的翟玉六药房独家制售。由于疗效卓著，旧时就创下名牌，成为家喻户晓的常备良药，久销不衰。

1952年，翟玉六药房店主翟少六（翟玉六之子）在止咳丸药袋上印上翟玉六的肖像，作为防伪标识，在仿单上声明"自公元一九五二年起改用现式仿单"。1954年5月16日，立止咳嗽丸经过云南省人民政府卫生厅药品检验所检查是否有鸦片含量，检验结果是"本品未含有鸦片"③，准许继续制售。

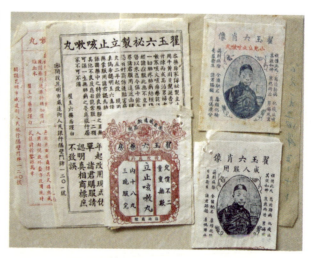

止咳丸［小儿（上）和成人（下）］药袋与仿单

---

①国家中医药管理局突发公共事件中医药应急专家委员会、中国中医科学院中医临床基础医学研究所：《流行性感冒与人感染禽流感诊疗及防控技术指南》，中国中医药出版社，2013，第220页。

②云南中医药大学、云南省中医药学会：《防控新型冠状病毒感染肺炎中成药使用建议》。

③云南省人民政府卫生局药品检验所检验报告书（1954.5.16），出自昆明市卫生局医政科药政组《关于药品出售检验问题》，昆明市档案馆藏，档号：85-1-1660。

中华人民共和国成立后，翟玉六后人崔如碧将止咳丸方子献给昆明市人民政府，由公私合营昆明市中药材加工厂生产。1996年，止咳丸的质量标准收载入《中华人民共和国卫生部药品标准·中药成方制剂》第十一册中。

根据国家标准，止咳丸的功能主治：降气化痰，止咳定喘。用于风寒入肺，肺气不宣引起的咳嗽痰多，喘促胸闷，周身酸痛或久咳不止，以及老年支气管炎咳嗽。

止咳丸是云南省的传统中成药，目前已被列为国家中药保护品种、国家基本药物目录、国家医保目录（乙类），供患者使用。

1999年5月，南京脑科医院与南京中医药大学的杨竞和胡晓鹰，对止咳丸的药理与毒理作用做了小鼠实验研究。结果表明，止咳丸可明显减少氨水致小鼠咳嗽的次数，延长枸橼酸致豚鼠咳嗽的潜伏期，减少枸橼酸致豚鼠咳嗽的次数，增加小鼠呼吸道酚红排出量，证明该药具有镇咳及祛痰作用[1]。

2011年10月，新疆沙湾人民医院的邢民军和刘远致，用止咳丸联合西药阿奇霉素及沙丁胺醇片治疗咳嗽变异性哮喘102例，疗效显著[2]。

2011年11月，昆明医学院第一附属医院的张颖，总结了其用止咳丸治疗咳嗽的随机、双盲、安慰剂平行对照临床试验。结果显示，止咳丸治疗风寒型咳嗽[3]疗效显著。

口咽清丸（阮氏上清丸）

阮氏上清丸用云南地道药材儿茶为君药，配合其他药料而制成。阮氏上清丸源于明代方广《丹溪心法附余》卷十一的上清丸。《丹溪心法附余》是明代医家方广对元代著名医学家朱震亨（丹溪）学术理论所作的阐发，其中收载上清丸。阮氏上清丸则把朱震亨的上清丸除去百药煎等6

---

① 杨竞、胡晓鹰：《止咳丸的药理及毒理研究》，《江苏药学与临床研究》，1999，第2期，第6-8页。

② 邢民军、刘远军：《止咳丸联合西药治疗咳嗽变异性哮喘的临床疗效观察》，《江苏药学与临床研究》，1999，第2期，第70-71页。

③ 张颖：《止咳丸治疗咳嗽的随机、双盲、安慰剂平行对照临床试验总结》，《中外医疗》，2011，32期，第99-100页。

味，加马槟榔、山豆根、乌梅肉3味云南地道药材，保留其余6味而得，共9味。

阮氏上清丸是云南地道药材与经典名方相结合的产物，被誉为"口疮灭火剂"。据档案史料载，昆明阮氏于清康熙年间（1654—1722年）制售上清丸，此后一直传承不辍。

在昆明市药业公会登记昆产中成药中，云南云深处松鹤庐药房于1953年10月19日以松鹤商标登记了阮氏上清丸①，是该药房的独家产品。

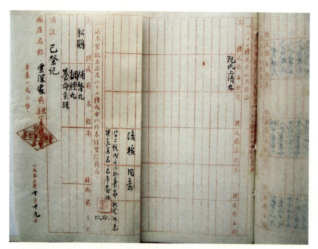

1953年10月登记的阮氏上清丸（昆明市档案馆藏）

经过300多年的发展，阮氏上清丸的技术质量不断提高。2011年12月，中药学高级工程师孙蓉采用高效液相色谱仪C18色谱柱，建立了同时测定阮氏上清丸中儿茶素和表儿茶素的含量的方法。这种方法简便、准确②。根据这项测定法，确定了阮氏上清丸的含量检测标准，为生产质量控制和检测准备了条件。

2015年6月，阮氏上清丸的技术质量标准载入《中国药典》（2015年版一部）。此时，正名为"口咽清丸（阮氏上清丸）"。《中国药典》规定了口咽清丸（阮氏上清丸）的处方、制法、形状、鉴别、检查、含量测定、功能与主治、用法与用量、规格和贮藏事项，制剂标准走向定量化、数字化。

---

① 昆明市工商业联合会药商业同业公会制售药品清单（云南云深处松鹤庐药房），出自昆明市卫生局药政科《一九五三年成药审查登记表》，昆明市档案馆藏，档号：85-1-1649。

② 孙蓉：《HPLC同时测定阮氏上清丸中儿茶素和表儿茶素的含量》，《中国民族民间医药》，2011，第24期，第53-55页。

根据《中国药典》，口咽清丸（阮氏上清丸）的功能与主治：清热降火，生津止渴。用于火热伤津所致的咽部肿痛、口舌生疮、牙龈红肿、口干舌燥。

2020年2月，口咽清丸（阮氏上清丸）的含量测定方法又取得新的研究进展。山东东营市食品药品检验中心的许伟、王军等人，把测定成分从2种扩大到7种。他们采用高效液相色谱仪C18色谱柱法，同时测定口咽清丸（阮氏上清丸）中没食子酸、迷迭香酸、甘草苷、苦参碱、氧化苦参碱、儿茶素、表儿茶素的含量，并使用中药色谱指纹图谱相似度评价系统对指纹图谱进行相似性评价，结果10批次口咽清丸（阮氏上清丸）样品的指纹图谱与其指纹图谱共有模式相比较相似度均大于0.9，标定了共有峰22个，并对其中7个共有指纹峰进行了指认和归属[1]。这种指纹图谱定性和7种成分定量分析的测定方法，为口咽清丸（阮氏上清丸）的质量控制提供了更为可靠的方法和依据。2020年版《中国药典》正式把"口咽清丸"作为通用名称。

感冒消炎片

感冒消炎片是采用云南地道药材臭灵丹等制成的成药。臭灵丹为菊科植物，生长于田边和荒地，全草入药。云南彝族医生常用它来拔毒、散瘀和镇痛，是彝族医生最常用的药材。由于臭灵丹的独特疗效，几乎家家户户均在房前屋后栽种，以备不时之需。滇中一带流传着"家有臭灵丹，得病不出山"的民谚。

云南省使用臭灵丹的历史悠久。明代初年，云南著名医学家兰茂的《滇南本草》对此药已有记载。民间主要用于治疗流感、扁桃体炎、腮腺炎、咽喉炎、疟疾、痈肿疮疖，也用于感冒咳嗽等，因效果灵验，又有"灵丹草"之称。清末，兰茂的同乡知名医师管濬首先采用臭灵丹草内服，治疗伤风感冒。管濬的口诀："四时伤风热咳痛，臭灵丹草水煎用，风寒葱姜发汗出，风热石膏显神通。"用于风寒风热感冒。

---

[1] 许伟、王军、马每玲：《阮氏上清丸HPLC指纹图谱及7种成分含量测定》，《中国药师》，2020，第2期，第289-293页。

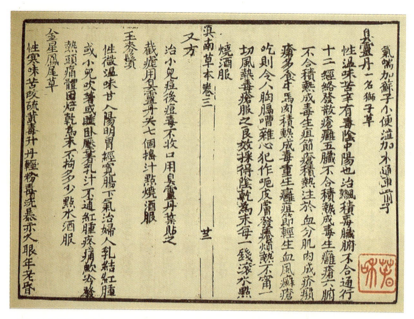

《滇南本草》对臭灵丹的记载（1887年版，云南省图书馆藏）

　　为继承传统知识，开发利用臭灵丹草资源，昆明中药厂总工程师孔繁祥带领技术股股长黄力立等同志刻苦攻关。由臭灵丹等中草药组成的感冒消炎片，经过省市4家医院298例风热型感冒（上呼吸道感染）中西医两种临床观察，总有效率为92.3%。1985年6月27日，感冒消炎片的研制通过技术鉴定，此后投入试生产。

　　1987年10月，感冒消炎片的研制项目获得昆明市人民政府1986年度科技进步四等奖。1988年12月，感冒消炎片经云南省优质产品评选委员会批准荣获云南省优质产品称号，云南省经济委员会颁发了证书。

　　感冒又称为"上呼吸道感染"，大多是由病毒引起的上呼吸道疾病。患者常表现为鼻流清涕、喷嚏、咽喉部干痒疼痛、咳嗽、声哑等上呼吸道炎症等症状。婴幼儿患者可伴有吐泻，或因高热而引起惊厥。感冒全年均可发生，尤其在冬春季节或季节交替时较多。如果感冒得不到有效控制，将会导致支气管炎或肺炎，严重者将威胁生命。控制病毒，早防早治，避免并发症发生，是治疗感冒的原则。

　　感冒消炎片的功能与主治：散风清热、解毒利咽。用于感冒发热、咳嗽、咽喉肿痛、扁桃体炎、目赤肿痛。尤其在感冒初期时服用效果最好。

　　2013年9月，国家中医药管理局突发公共事件中医药应急专家委员会与中国中医科学院中医临床基础医学研究所组织编写的《流行性感冒与人感染禽流感诊疗及防控技术指南》出版。该指南把感冒消炎片列为防治流行性感冒与人感染禽流感中成药口服制剂[1]。

肥儿疳积散/肥儿疳积颗粒

　　肥儿疳积散是云南知名儿科医师康敬斋的家传验方。他在昆明端仕街30号开设诊所，常常为小孩开"疳积散"，声誉渐广，求医者络绎不绝。当时民间流传着"若要小儿安，就用疳积散"的歌谣。从康敬斋起，子孙五代专攻儿科，名家辈出。

　　康诚之（1897—1970年），昆明人，私塾和小学毕业后，随父亲康月轩在家学医。23岁时其父亲去世，康诚之继续学习医术。25岁时考取中医师，便在昆明开业行医。他虚心学习，医术渐精，人称"小康先生"。

　　1952年9月，昆明市人民政府卫生局组织中医进修班。9月4日，昆明市卫生医药工作者协会中医组干事会第六小组组长廖浚泉，副组长施绍三、张竹石推荐康诚之报考中医进修班学习。康诚之"认识到以往的……被服务的只是少数人而已。……（今后）要服务于工农兵，自己才下了决心戒

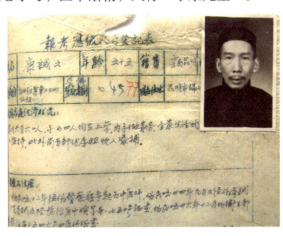

1952年，康诚之报考进修班登记表（昆明市档案馆藏）

①国家中医药管理局突发公共事件中医药应急专家委员会、中国中医科学院中医临床基础医学研究所：《流行性感冒与人感染禽流感诊疗及防控技术指南》，中国中医药出版社，2013，第220页。

断了旧社会染上的烟毒，决心争取入进修班学习。自己虽已五十五岁，仍愿将自己用科学理论武装起来，以便在往后还能为人民做点事。"①渐次建立新思想，推进中医科学化。

康诚之总结家传医术，收集各种典型病例154例，拟定有效方剂48个，疳积散是其中之一。这些方剂在云南全省推广使用，为云南中医儿科做出了重大贡献。

疳积是指婴幼儿脾胃虚弱、消化不良、消化吸收功能长期障碍，严重影响孩子生长发育的常见慢性病症。疳积类似现代西医所称的营养不良和佝偻病。病因多是饮食不节制，喜欢吃肥腻食物和甜品而积食化热，损伤了津液所致。疳积多见于7岁以下的婴幼儿，7岁及以上的儿童也有发生。疳积的症状主要表现为消化不良、乳食积滞、腹痛呕吐、虫疾腹大、青筋暴露、面色萎黄、形体消瘦、头发稀疏、易发脾气、揉鼻抓耳、咬指磨牙、夜哭易惊等。

肥儿疳积散于1984年改为颗粒剂，由薏仁、莲子等中药组成，以健脾益气为主，具有健脾和胃、平肝杀虫的功效，能消除体内积滞、驱杀体内寄生虫，助消化、助吸收，有效改善儿童消化吸收功能，改善由于消化吸收不良造成的面黄肌瘦、头发稀疏等发育不良症状。肥儿疳积颗粒顾及了婴幼儿的生理病理特点，切合疳积初期脾虚失运、积滞内停的病机，对于小儿疳积症有较好的治疗作用。颗粒剂冲服，适宜婴幼儿和儿童服用。

1997年，肥儿疳积颗粒载入《中华人民共和国卫生部药品标准·中药成方制剂》第十二册（标准编号：WS$_3$-B-2358-97）。根据部颁标准，肥儿疳积颗粒的功能与主治：健脾和胃，平肝杀虫。用于脾弱肝滞，面黄肌瘦，消化不良。

现代临床试验进一步验证了肥儿疳积颗粒的疗效。肥儿疳积颗粒单用或

---

① 《卫协中医第六小组组员康诚之自传》（1952.9.4），出自昆明市卫生局医疗预防科《市医药卫生协会关于报告中医进修班人员登记表及自传》（1952.1.1—1952.12.30），昆明市档案馆藏，档号：85-1-2065。

配合推拿、其他药治疗小儿疳积①、小儿厌食症②、小儿腹胀伴便秘③、儿童腹型过敏性紫癜④，以及改善儿童脾虚、提高免疫力⑤等均取得显著的效果。

2009年8月，吉林省大安市第一人民医院儿科的廉洁总结用肥儿疳积颗粒治疗小儿厌食症130例临床观察，以多酶片及补充微量元素治疗90例同类患儿疗效进行对比，结果显示前者显效81.5%，后者显效45.6%。二者有显著差异，治疗组优于对照组。

2015年6月至2016年6月，河南省开封市中医院儿科的尹贵锦对本院就诊的120例儿童厌食症患儿，随机分为观察组与对照组各60例。对照组采用健胃消食片、葡萄糖酸锌片做常规治疗，观察组在常规治疗的基础上加用肥儿疳积颗粒。两组持续治疗一个月，结果肥儿疳积颗粒对儿童厌食的疗效相较于常规治疗效果更为显著，能有效减轻厌食症患儿临床症状，增强体质，值得大面积推广以及深入研究⑥。

金花消痤丸

金花消痤丸，原名"栀子金花丸"，是东晋时期葛洪《肘后备急方》（约公元3世纪）中的无名方（黄连、黄芩、黄柏和栀子）[唐代王焘《外台秘要》（752年）引唐人崔知悌《产书》名之曰黄连解毒汤]和明代兰茂《滇南本草》忍冬丸（金银花和甘草）的合方加味而组成的。明代，金银花称"双宝花""忍冬花""二花""双花"等。

---

①黄琼、朱梅、王慧：《肥儿疳积颗粒配合推拿治疗小儿疳积疗效观察》，《现代中西医结合杂志》，2014，第8期，第872-873页。

②廉洁：《肥儿疳积颗粒治疗小儿厌食症疗效观察》，《中国医药指南》，2009，第16期，第92-93页。

③杨欢：《胃蛋白酶口服液联合肥儿疳积颗粒治疗小儿腹胀伴便秘的疗效观察》，《中国肛肠病杂志》，2021，第10期，第44-45页。

④路钰夏、王向辉、高若飞等：《肥儿疳积颗粒联合康复新液治疗儿童腹型过敏性紫癜的效果研究》，《中国药物滥用防治杂志》，2021，第6期，第922-924页。

⑤琚南：《肥儿疳积颗粒改善儿童脾虚提高免疫力的临床疗效观察》，《中国实用医药》，2016，第18期，第186-187页。

⑥尹贵锦：《肥儿疳积颗粒对儿童厌食的疗效观察》，《海峡药学》，2017，第3期，第186-187页。

忍冬丸

金银花一斤晒干，大甘草二两，共杵为末，以酒打面糊调匀，丸如绿豆大。每服二十丸，热酒送下，极能解毒，神效。

——出自《滇南本草》

1857年，昆明药铺德生堂、福林堂、寅生堂等都制售栀子金花丸。

1939年，昆明市药材业同业公会统一各药铺处方，在《昆明方目》中规定了栀子金花丸处方。《昆明方目》栀子金花丸在黄连解毒汤的基础上，结合滇产药材，加大黄、银花、桔梗、薄荷和甘草，清散兼具。

1956年，昆明中药材全行业公私合营，各中药铺的作坊合并为公私合营昆明市中药材加工厂。栀子金花丸由该厂生产。

1996年，在地方标准升国家标准时，因云南方栀子金花丸处方与《中国药典》（1963年版）栀子金花丸相异，而改称"金花消痤丸"。与《中国药典》栀子金花丸相比，金花消痤丸有金银花、桔梗和薄荷，无天花粉和知母，其余相同。金花消痤丸标准载入《中华人民共和国卫生部药品标准·中药成方制剂》第十一册（标准编号：WS$_3$-B-2169-96）。

根据标准，金花消痤丸的主治与功能：清热泻火，解毒消肿。用于肺胃热盛所致的痤疮，粉刺，口舌生疮，胃火牙痛，咽喉肿痛，目赤，便秘，尿黄赤。

痤疮又称"黑头""白头粉刺""丘疹""脓疱""青春痘"，是青少年常见的一种皮肤病，严重者产生囊肿和脓疱。如果治疗不及时，将造成皮肤粗糙，留下疤痕，有损容颜。金花消痤丸能清热泻火，解毒消肿，消除胃热盛火，抑制皮脂分泌过多，避免皮脂瘀积，有效地消除痤疮并防止再生，杀菌消炎，防止面部感染。金花消痤丸，除了解决"面子问题"外，还能对付"里子问题"。它对肺胃热盛引起的口舌生疮、胃火牙痛、油腻、口臭、咽喉肿痛、目赤、便秘、尿黄赤短等症状，也能清解，从根本上治疗。

2005年8月至2006年1月，云南中医学院附属医院、云南省第一人民医院、云南省第二人民医院、昆明医学院第一附属医院等四家医院对昆中药公司生产的金花消痤丸治疗寻常痤疮之风热证及湿热证，开展临床试验400例，并用清热暗疮片（广州王老吉药业股份有限公司生产）对照研究。临床试验证实，两组药物疗效基本一致。金花消痤丸临床疗效确切、安全，服用方便，无毒副作用，确为治疗痤疮之良药，值得临床进一步推广运用。

2006年至2018年，河南、湖南、湖北、江苏等省的皮肤病医生临床观察了金花消痤丸的治疗效果，进一步证实它对肺胃热盛型痤疮有显著疗效。河南省潢川县人民医院、湖北省中医学院附属医院、河南省新乡医学院第一附属医院、河南省开封市第一人民医院、河南省郑州大学附属中心医院、湖北省宜昌市枝江石化医院、湖北省黄石市中心医院、江苏省无锡滨湖区中医院等单位的皮肤科医生，采用金花消痤丸治疗寻常性痤疮累计1204例，分轻、中、重度三种类型。结果显示，金花消痤丸对治疗寻常性痤疮有效；金花消痤丸可以提高痤疮患者的生活质量。

2016年8月，中国医师协会皮肤科医师分会中西医皮肤科亚科专业委员会发布《中成药治疗寻常痤疮专家共识（2016）》（以下简称《共识》）。《共识》认为，寻常痤疮是一种累积毛囊皮脂腺的慢性皮肤病。寻常痤疮分为肺经风热证、湿热蕴结证、痰瘀互结证和冲任不调证4种基本证型。治疗上分为清热解表类、清热利湿解毒类、清热凉血解毒类、活血化瘀散结类、调和任冲类和滋阴养血润燥类6类。《共识》指出，根据痤疮的发病特点，辨证论治。"湿热蕴结证，治宜清热燥湿，泻火解毒，消肿止痛。临床表现可有脾胃湿热、胃火炽盛或肝胆湿热某一症候特征，宜辨证选用不同的清热利湿解毒类药物。面部以炎性丘疹、脓疱为主要表现，无明显次症者，可首选金花消痤丸。"[1]

---

[1] 中国医师协会皮肤科医师分会中西医皮肤科亚科专业委员会：《中成药治疗寻常痤疮专家共识（2016）》，《中华皮肤科杂志》，2016，第8期，第533-536页。

感冒疏风丸（片、颗粒）

原名感冒苏风丸，是云南知名医师戴显臣的家传验方。1875—1908年，戴显臣在药铺当药工，潜心学习《伤寒论》《金匮要略》等医著。后来在昆明孝子坊巷30号开设万和堂药店兼行医，因求诊者日众，遂关闭药店而专行医。其子戴幼臣、戴丽三等均传其医术，为省内外著名中医师。

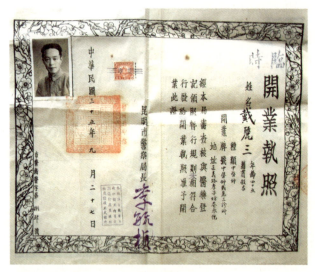

戴丽三的临时执照（昆明市档案馆藏）

1946年9月27日，戴丽三取得昆明市警察局局长李毓贞签发的诊所临时开业执照，在正义路孝子坊巷3号，开设中医师戴丽三诊所，临时开业[1]。半年后，换发为正式执照。

中华人民共和国成立之后，党和国家高度重视中医药，戴丽三深为感动，献出家传感冒苏风丸处方给昆明市人民政府。昆明市人民政府卫生局把感冒苏风丸列入《昆明81种成药配方目录》（1954年）中，由各药铺制售，服务人民群众。

1974年，感冒苏风丸载入《云南省药品标准》（1974年版），技术质量标准更加具体。1997年，地方标准升国家标准时，以"感冒疏风丸"为名正式载入《中华人民共和国卫生部药品标准·中药成方制剂》第十三册（标准编号：WS_3-B-2632-97）。根据标准，感冒疏风丸的功能与主治：辛温解表，宣肺和中。用于风寒感冒，发热咳嗽，头痛怕冷，鼻流清涕，骨节酸痛，四肢疲倦。

---

[1] 开业执照（戴丽三），出自昆明市政府卫生局《开业执照卷宗》，昆明市档案馆藏，档号：32-9-22。

1999年2月21日，国家药品监督管理局把感冒疏风丸列为国家（二级）中药保护品种，获得证书，证书号：（99）国药中保证字第050号。2009年和2012年连续被认定为昆明名牌产品。2009年，感冒疏风丸列入国家基本药物目录云南省补充药品目录。

2012年5月23日，感冒疏风丸的质量检测方法获得国家知识产权局颁发的发明专利证书。

感冒疏风丸原为大蜜丸，经过药学研究和开发，出现了水蜜丸、片和颗粒，剂型更加丰富。目前有感冒疏风片、感冒疏风丸（水蜜丸、大蜜丸）和感冒疏风颗粒。

2012年10月，宁夏医科大学总医院、宁夏药品检验所的陈磊、李玉琴和逯海龙，利用高效液相色谱法（HPLC）同时测定感冒疏风颗粒中盐酸麻黄碱与盐酸伪麻黄碱的含量，建立了一个测定方法。本法快速、准确、简便，重复性良好，可用于测定感冒疏风颗粒中盐酸麻黄碱、盐酸伪麻黄碱的含量控制[1]。

2021年9月，云南省保山市食品药品检验检测中心的杨深应等人，又用高效液相色谱法（HPLC）建立了感冒疏风丸独活中蛇床子素和二氢欧山芹醇当归酸酯含量的测定方法。该方法专属性强、结果准确、操作简便，可用于感冒疏风丸的质量控制[2]。这些方法为提高感冒疏风丸的技术质量提供了条件。

益气健肾膏

益气健肾膏是国医大师、中国中医科学院学部委员、云南省国医名师张震的验方。张震是能中西医两法治病的医师。1986年，云南省开始开展艾滋病病毒感染监测工作。1990年2月7日，卫生部召开新闻发布会，公布截至1989年底，中国累计报告艾滋病病毒感染症194例，其中国内153例，

---

[1]陈磊、李玉琴、逯海龙：《高效液相色谱法同时测定感冒疏风颗粒盐酸麻黄碱、盐酸伪麻黄碱的含量》，《中国医院药学杂志》，2012，第10期，第807-808页。

[2]杨深应、刘常逊、上官云兰等：《HPLC法同时测定感冒疏风丸中蛇床子素和二氢欧山芹醇当归酸酯含量》，《云南中医中药杂志》，2021，第9期，第72-75页。

云南西部人群中发现146例，占95％。

为了遏制这些疾病，云南省人民政府组织云南省中医中药研究所等单位研究开发治疗药物。张震带领科研人员赶赴德宏州等边境地区，采集病例，研判病情，日夜奋战。他们把扶正祛邪的方药试用在艾滋病相关综合征上，获得满意的疗效。

当时，当地出产西西里蜜，其果糖和葡萄糖含量高，富含维生素，营养丰富。西西里蜜不易结晶，调和在药物里既能增强补益作用，又不易变质。张震就地取材，临时用西西里蜜调配药物使用，一举两得。

1991年，时任昆明中药厂厂长的范保全找到张震，请求把这个处方给厂里研制成中成药，经再三请求，张震把这个药方给了范厂长。范厂长带领李仁珍等技术人员，计划试制成保健药品。

1993年8月10日，云南省卫生厅组织云南省药品评审委员会及特邀专家在昆明中药厂召开会议，对昆明中药厂研制的扶正抗衰膏申报临床研究的资料作了会议审评，提出了方义分析、动物急性毒性试验、质量标准中鉴别、药效学试验、制备工艺等具体的审评意见，通过扶正抗衰膏的临床研究方案。国医大师张震、云南省第一人民医院熊辅信主任医师在会上介绍了扶正抗衰膏的配伍和初步治疗效果。

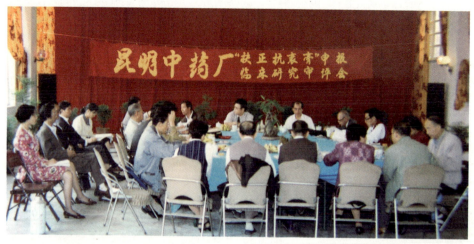

1993年，扶正抗衰膏审评会（昆中药公司综合档案室藏）

1994年2月21日，云南省卫生厅审核扶正抗衰膏的临床研究方案，决定在云南省第一人民医院、云南省红十字会医院和昆明市中医院临床试验100例（另设对照组50例）。云南省第一人民医院作为临床试验的组长单位，负责整理临床试验资料。

经过两年的临床试验，结果显示：扶正抗衰膏用于"气阴两虚"症疗效显著。同时，该药在云南省药品检验所做了药学、药效学试验。研究显示有抗疲劳、抗缺氧、抗衰老作用，并有扩展冠脉、改善心肌营养、降低血脂的功能，对于中老年保健和久病虚衰病后康复均有作用，被认为是一个安全的良好免疫剂。

1996年5月23日，经过云南省药检所复核，云南省卫生厅审核并批准昆明中药厂按照《云南省药品标准》（标准编号：滇Q/WS1186—1996）生产扶正抗衰膏。在地方标准升国家标准中，2002年经国家药品监督管理局审核，该药更名为"益气健肾膏"。同时，核发药品批准文号，准予生产益气健肾膏。

根据国家标准，益气健肾膏的功能主治：益气养阴，培补脾肾。用于气血两虚，脾肾不足所致的乏力气短，自汗盗汗，口干咽燥，头晕耳鸣等症。

按照中医"异病同治"的原则，益气健肾膏现在主要用于"亚健康"人群。中国社会科学院《人才发展报告》称，高达七成的人才有过劳死的危险。中国知识阶层如果不注重调整亚健康状态，那么大约2/3的人才可能死于心脑血管疾病。

2003年，上海中医药大学老年医学研究所的陈方敏、赵伟康、徐品初等人，采用含药血清对衰老的人胚肺二倍体成纤维细胞2BS细胞株进行处理，观察四种中药对细胞寿命、细胞生长曲线、代谢活力（MTT法）以及衰老细胞生物学标志衰老相关半乳糖苷酶活力的影响。结果是补肾和益气方药能够明显延长衰老细胞的传代次数，促进细胞增殖，使细胞MTT的还原量明显升高，抑制细胞衰老相关半乳糖苷酶（SA-β-Gal）活力，而健脾、活血方药对细胞增殖的促进作用不明显。结论是细胞衰老时增殖变慢，活力降低，衰老相关半乳糖苷酶活力增高。补肾、益气中药能改善上述衰老变化，健脾、活血药作用不明显①。这项研究结果，为益气健肾膏能调控衰老细胞增殖提供了实验研究支撑。

2011年9月，益气健肾膏及其制备方法获得国家发明专利。

安宫牛黄丸

安宫牛黄丸是最负盛名的传统救急药之一，与紫雪丹、至宝丹，并称"温病三宝"。尤其适用于中风、偏瘫，伴有高热昏迷的病人，另外还广泛应用于颅脑损伤意识障碍、幼儿重症肺炎、高热惊厥、中毒性痢疾等伴有高热、神昏、抽搐等危象的急救。自古以来，就有"救急症于即时，挽垂危于倾倒"的美誉。

安宫牛黄丸始见于清代温病学家吴鞠通《温病条辨》（1798年）。吴鞠通是江苏淮安人，19岁时父亲得了疾病，请医生治病，但没方药能医好。拖了一年多，去世了。吴鞠通惭愧不已，自己不知医，竟眼睁睁看着父亲离去，这怎么有颜面立世呢？于是，他购买方书，慷慨放弃科举，而专事方书。

吴鞠通23岁时，其侄子得了温病。起初，喉阻咽痛，痰壅窒息，外科医生用冰硼散从口中吹进去，咽喉才开通。又遍请名医，大抵不过是用双解散、人参败毒散之类，他们对温病的治法茫然不知，仍是束手无策，后来侄子皮肤发黄而死。吴鞠通因为初学，未敢妄加指责，对于温病也未得其要领。

26岁时，吴鞠通被选为副贡入京，参与检校《四库全书》，读到明代吴又可《温疫论》以及东晋以来的各家学说，于是专心研究温病，仔细体察治法。虽对温病的认识更加深入，但他总觉得自己医学未成，不敢轻治一人。

1793年，京城瘟疫大规模流行，死在庸医手中的人不可胜数。吴鞠通说："呜呼！生民何辜？不死于病，而死于医。"许多医生没抓住温病的

---

① 陈方敏、赵伟康、徐品初等：《补肾、健脾、益气、活血法对衰老细胞增殖的调控作用》，《中姚药理与临床》，2003，第1期，第26-28页。

本真,墨守成规,拿不出有效的方法。对此,吴鞠通深恶痛绝,独树一帜地提出了瘟疫"是无形之戾气口鼻侵入人体而致"。此时,吴鞠通已经胸有成竹。

在朋友们的鼓励下,吴鞠通大胆开方,救活了数十人。吴鞠通在"温邪易耗伤阴液"的思想指导下,用养阴保液法,因人而异拟定了层次分明的温病治疗方药,如银翘散方、桑菊饮方、藿香正气散方、清宫汤方、安宫牛黄丸方、紫雪丹方、局方至宝丹方等,诊断明确,便于施治,自成一体。其中,安宫牛黄丸方是根据明代医家万密斋《痘疹心法》中的万氏牛黄清心丸加减化裁而创制的。

吴鞠通说:"太阴温病,不可发汗。发汗而汗不出者,必发斑疹;汗出过多者,必神昏谵语。……禁升麻、柴胡、当归、防风、羌活、白芷、葛根、三春柳。神昏谵语,清宫汤主之。(安宫)牛黄丸、紫雪丹、局方至宝丹亦主之。"(《温病条辨》)发汗过多,汗出淋漓不止的,心液耗损,势必发生神志昏迷、胡言乱语。治疗上,升麻、柴胡、当归、防风、羌活、白芷、葛根、三春柳等辛温升散的药物助热伤阴,所以列入温病的禁用药,而安宫牛黄丸等方则具有芳香开窍和清心安神的作用。心脏如宫城,这个方子以牛黄为君药,清心解毒的力量较优,故名"安宫牛黄丸"。

清咸丰年间,云南知名医师管濬(1841—1893年)、管暄在昆明和杨林设立万春堂诊所,制售安宫牛黄丸的相近方牛黄清心化痰丸。同时,寅生堂也制售安宫牛黄丸的相近方牛黄清心丸。

民国时期,昆明药铺福元堂、宏济药号、宏济堂等均制售牛黄清心丸。各家的牛黄清心丸处方各异。1939年为统一标准便于管理,昆明市药材业同业公会汇编制剂标准,将牛黄清心丸载入《昆明方目》中。《昆明方目》牛黄

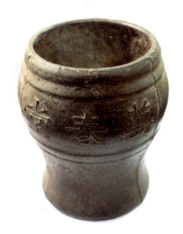

万春堂药臼(昆中药公司藏)

清心丸用汪昂的简化法，将明代王三才《医便》秘传牛黄清心丸简化而成12味。

1956年公私合营时，公私合营昆明市中药材加工厂生产供应牛黄清心丸。当时，大理、临沧、楚雄、腾冲等地药厂派人来该厂学习制药技术。1966年2月，云南省商业厅派袁少斋、何琼仙、陈琼仙和刘珍4名技术工人到腾冲制药厂帮助建厂，传授丸剂和蜡壳制法，推广技术。因药料紧缺，腾冲制药厂生产少量安宫牛黄丸和牛黄清心丸。

在缺医少药的年代，安宫牛黄丸是定额定点供应的。1970—1977年，昆明的安宫牛黄丸凭借市级医院以上的证明，经市药材公司业务科批后，到金马、武成和长春等指定中药店购买，一个证明1～2丸。1977年以后敞开供应。

1993年5月29日，《国务院关于禁止犀牛角和虎骨贸易的通知》印发，为保护濒危野生动物，严禁生产、销售含犀牛角和虎骨的中成药。安宫牛黄丸因含有犀牛角而禁产禁销，牛黄清心丸因麝香紧缺也停产。

国家鼓励犀牛角代用品的研制，积极宣传推广研究成果。1997年，上海中医药大学对犀牛角与水牛角的药理作用开展研究，结果表明，犀牛角与水牛角的药理作用相似。中国药科大学等单位对水牛角浓缩粉的质量开展研究，建立了技术质量标准，为水牛角浓缩粉的生成和质量控制提供了依据。2015年，新的水牛角浓缩粉标准载入《中国药典》，生产检验有了更好的依据。

2017年后，陆续有数家水牛角浓缩粉的产品标准获得国家药品监督管理局的批准，生产上市。安宫牛黄丸中犀牛角由水牛角浓缩粉代替，建立了生产、检验标准。

2021年4月14日，国家健康委发布《新型冠状病毒肺炎诊疗方案》（试行第八版修订版），把安宫牛黄丸作为重症型内闭外脱证的药物。这使中国原创药在疫情中成为网红，中医药在传染病危机面前再次发挥了重大作用。

2022年9月，昆中药公司购得安宫牛黄丸的生产批准文号，生产安宫牛黄丸。急重病症用药品种的供应渠道进一步扩大。

现代药理研究表明，安宫牛黄丸具有明确的增加脑血流量、治疗脑缺血的作用以及解热、镇静、抗惊厥、保肝等作用。安宫牛黄丸的独特疗效，使中成药在急诊科室的大规模应用成为可能。安宫牛黄丸在抗脑缺血损伤等方面具有充分的科学依据。目前，已被广泛用于脑栓塞、脑出血急性期、颅脑外伤等疾病的治疗，并显示出突出的效果[1]。

安宫牛黄丸是脑血管疾病的防治用药，为处方药，须医生开具并在医生指导下使用。

再造丸

再造丸的处方来源于清代著名医学家陈念祖（字修园）《陈修园医书二十四种·急救奇痧方》（1867年刊行），名"回天再造丸"。《陈修园医书二十四种·急救奇痧方》记载了"回天再造丸"的出处：回天再造丸出自清咸丰十年（1860年）庚申季夏，延川李宗沆记，张辛伯大令经验传。也就是说，张辛伯创制回天再造丸，李宗沆记录，陈念祖转录在书中，使之传播开来。

张辛伯的原创方（真方）由蕲蛇肉、地龙、僵蚕、全蝎、虎骨、玄参、天麻等55味组成。用药必须地道，必须如法，共研粉，择天月二德日干净室内炼蜜和合五千杵为丸，每丸一钱，金箔为衣，外用蜡壳包裹。

据陈念祖《陈修园医书二十四种·急救奇痧方》记载，回天再造丸的主治为"本方专治真中、类中，痰迷厥气，左瘫右痪，半身不遂，口眼歪斜，腰腿疼痛，手足麻木，筋骨拘挛，步履艰难及小儿急慢惊风，诸般危急之证"。[2]云南中医学院的汪绍懿等人解释说："真中者，风来自外。类中者，风从内生。治法之别在于：真中宜散，类中宜熄，真中类中互见者，又当散熄并举。"再造丸属于散熄并举之剂。

陈念祖还说明本方药名的原因："服之立见神效，真有起死还生之

---

①国家药典委员会：《中华人民共和国药典临床用药须知·中药成方制剂卷2020年版》，中国医药科技出版社，2011，第10页。

②陈念祖：《陈修园医书二十四种·急救奇痧方》，珍艺书局，第13-14页，载汪绍懿、王登科：《谈再造丸》，《云南中医学院学报》，1983，第1期，第50-54页。

功，故名再造。勿视为泛泛也。"陈念祖记载，张辛伯创制后不久，就出现该方的加减方。后来，流传各地，已衍化为一类方剂，大都以原创方55味加减而得。

清朝宫廷《太医院秘藏膏丹丸散方剂》收载再造丸，使该方流传得更广泛。

据清内脉案记载：光绪十一年（1885年）正月二十六日，御医李德昌拟再造丸方供慈禧太后活血通络、祛风散寒。民间医药传到宫廷；宫廷用后，又传到民间，使用更加广泛。

1857年，福林堂的创始人李萼林在光华街口经营汤药和丸散。1889年，北京《同仁堂药目》重刊，把再造丸与牛黄清心丸等成药一同列入风痰门。《同仁堂药目》说："再造丸治男妇中风不语、牙关紧闭、不省人事、半身不遂，一切癫痫、痰壅气闭及小儿急热惊风等证。此药医风痰立有返魂夺命之功，治瘫痪诚有起死回生之力，故立名。功同再造。其效如神。"介绍了再造丸的主治范围、药名原因（无处方）。此后，各地纷纷制售。

民国时期，史料记载：1937年，云南全省卫生实验所曾对再造丸等成药做过化验。经化验合格，并出具化验报告书，准许昆明药铺制售再造丸。这是云南官方许可制售再造丸的确切记载。

1954年，昆明市人民政府卫生局以"卫药临字第63号"给福林堂颁发了暂准制售药品审查证，准许制售再造丸。当时福林堂制造的成药再造丸、糊药、烧腰散、制木瓜等，都因有效而驰名。

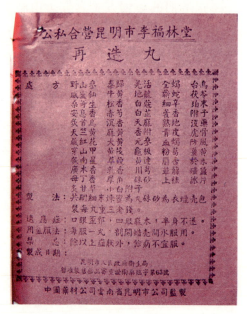

1954年，福林堂的再造丸仿单

1956年公私合营后，福林堂后作坊并入公私合营昆明市药材加工厂，隶属于中国药材公司云南省昆明市公司。再造丸制有仿单（类似说明书），供顾客使用。

再造丸于1963年载入《中国药典》一部，建立了生产技术质量标准。《中国药典》（1963年版）再造丸是张辛伯的原创方55味减去山羊血，增加人参、檀香、橘红、建曲和于术组成，共59味。1977年又做了修订，对《中国药典》（1963年版）再造丸减去于术，为58味，沿用至今。

《中国药典》再造丸中有麝香成分。麝香为鹿科动物林麝的脐下分泌物，具有开窍醒脑、活血通络、消肿止痛的功效。麝香属珍稀药材，资源日益贫乏，制约着再造丸的生产。1972—1975年，卫生部药证局与中国药材公司组织有关单位研制人工合成麝香。经过40多年的研究，成功研制了人工麝香并实现产业化。

1993年5月29日，《国务院关于禁止犀牛角和虎骨贸易的通知》印发，为保护濒危野生动物，严禁生产、销售含犀牛角和虎骨的中成药。同时取消犀牛角和虎骨药用标准，今后不得再用犀牛角和虎骨制药。再造丸因含有犀牛角和虎骨而禁产禁销。国家鼓励犀牛角和虎骨代用品的研究，以破解濒危中医药的困局。

2020年8月5日，西安金花制药厂研制的人工虎骨粉通过国家药品监督管理局的批准，生产供应人工虎骨粉。这为再造丸复产提供了条件。

目前，全国有41家企业有生产再造丸的批文，云南有3家企业，昆中药公司、云南广福公司和腾冲东方红制药公司有生产资质。

根据《中国药典》（2015年版），再造丸的功能与主治：祛风化痰，活血通络。用于风痰阻络所致的中风，症见半身不遂、口舌歪斜、手足麻木、疼痛痉挛、言语謇涩。该药继承了古代医家精辟的知识和技术。

昆中药公司生产的独家产品或原研产品还有郑氏女金丹、桑菊银翘散、暖胃舒乐颗粒、生三七丸、熟三七丸、止泻利颗粒（冲剂）、癫痫宁片等。六百多年来，这些产品多次荣获国优、部优、省优称号。

640多年来，昆中药公司历代医师药师创制出一个又一个精品国药，得到了医药专家和消费者的广泛好评，有"二病两痛之仙方，五劳七伤之妙药"的美誉。

产品是中医药渊源文化的结晶。每一个产品都包含理、法、方、药诸多理论、技术和历史文化。进入新时代，通过药理、毒理和临床试验研究，很多产品的认识更加深入、更加精确。中医药文化守正创新、传承发展的基础更加巩固。

昆中药公司独家生产的产品一览表（2013）

编号	品名	收载标准	备注
1	感冒消炎片	《中华人民共和国卫生部药品标准·中药成方制剂》第十八册	
2	癫痫宁片	《中华人民共和国卫生部药品标准·中药成方制剂》第十四册	
3	止咳丸	《中华人民共和国卫生部药品标准·中药成方制剂》第十一册	
4	感冒疏风丸	《中华人民共和国卫生部药品标准·中药成方制剂》第十三册	
5	金花消痤丸	《中华人民共和国卫生部药品标准·中药成方制剂》第十一册	
6	清肺化痰丸	《中华人民共和国卫生部药品标准·中药成方制剂》第十二册	
7	阮氏上清丸	《中华人民共和国卫生部药品标准·中药成方制剂》第二十册	
8	舒肝颗粒	《中华人民共和国卫生部药品标准·中药成方制剂》第十七册	
9	天麻祛风补片	《中华人民共和国卫生部药品标准·中药成方制剂》第八册	
10	暖胃舒乐颗粒	国家药品标准	
11	止泻利颗粒（冲剂）	《中华人民共和国卫生部药品标准·中药成方制剂》第十一册	
12	黄疸肝炎丸	《中华人民共和国卫生部药品标准·中药成方制剂》第八册	
13	桑菊银翘散	《中华人民共和国卫生部药品标准·中药成方制剂》第十一册	
14	益气健肾膏	国家药品标准	
15	止咳胶囊	国家药品标准	
16	百宝丹擦剂	国家药品标准	
17	止眩安神颗粒	国家药品标准	
18	和胃疗痔颗粒	国家药品标准	
19	板蓝清热颗粒	国家药品标准	
20	生三七丸	国家药品标准	
21	熟三七丸	国家药品标准	

数字来源：昆中药公司研究所

第三章　师徒文化——严谨苛刻的师徒制度

清末，昆明中药业的家传方式越来越难以满足技术发展的需要，为此，师徒传承的组织、规模、制度和作用得以扩大。

川西滇粤四帮

1875年，即云南回民起义被镇压后的第三年，省城昆明城外二十四铺居民渐次复业。云南布政使司所属的云南商埠清查局，清查城内各铺，为各铺业主发给执照①，"使得民不废业，蔚成雍熙之象"。

1906年，自明代沿袭下来的萧衡德开设的德生恒（又称"德生"）等药材行继续领帖，即取得执照，在城内文庙二蘖街等街开设药铺，运销药材，兼营中成药制售②。

零散的医家、药铺，依业务或籍贯，结成行帮，出现了滇帮、广帮、

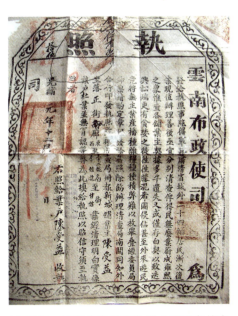

1875年，云南布政使司执照（昆明市档案馆藏）

---

①云南布政使司执照（陈受益，光绪元年十二月初十），出自《明清云南布政使司、贵州会馆……清查业主发给营业执照……》（1875.12—1898.10），昆明市档案馆藏，档号：9-1-10。

②萧德生恒、李玉成公呈状（光绪三十二年十一月）《各商帮词讼卷》，出自《明清马金仁、施德卿等各商帮会……诬控等案、贸易合同》（1906.7—12），昆明市档案馆藏，档号：9-1-35。

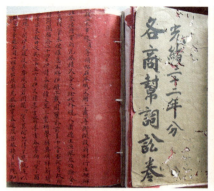

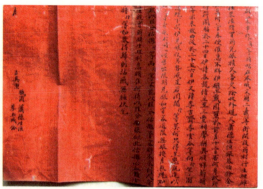

1906年，德生恒药材行的词讼首页（昆明市档案馆藏）

1906年，德生恒药材行的词讼次页（昆明市档案馆藏）

川帮、昆明帮、迤西帮、鹤庆帮等行帮。他们相互帮助，照顾生意，订立规约，写成师约束，对学徒、开设地点等加以限制。师约束，又称"师约""投师文卷""师徒契约"，规定了药铺、学徒和举荐人的责任和义务。如昆明药铺大安堂店主杨兴周，12岁时（1875年）投到春生堂（现正义路庆云街口）欧庆余门下当学徒，订5年投师文约①。这是昆明师徒传习制度的萌芽期。

各行帮联合起来形成了较大的省级行帮，称"川西滇三帮"，后来又称"川西滇粤四帮"。以谦益祥药材行为首的川帮，以同传合为主的西（原西康省）帮，寅生堂、利济堂等滇帮，以德生药材行为首的赣帮是清末昆明药材行帮的主干。行帮的成员为药商，药商都缴纳一定数目的月捐或会费作为日常开支。

川西滇三帮每年农历正月初三、正月初四、四月二十八日和九月初九日，分期在昆明三皇宫（今鱼课司街）会馆或拓东路的肖公祠集会，举行全药材业参加的"药王会"。参加集会的都是商户和一些药农，约数百人。会馆内供奉伏羲、神农、有熊三皇等药材业祖师像，集体祭祀，甚至请官致祭。会上，药商交流行情，公议行规，办理"师约公具"。在管事

---

①昆明市政协文史资料和学习委员会：《昆明市政协文史资料集粹·下·工商篇》，云南美术出版社，1997，第52页。

的主持下，满期的学徒要在师傅面前回答所学医书，徒弟回答得合格的，发给满期执照，可以帮工或开铺；回答不上来的，责成再学，来年考核。

商会的建立与投师文约

1904年初，清政府颁布《商会简明章程》26条，谕令各省设立商会。同年，经云南农工商务局准许，行帮的团体组织——云南省垣商务总会在昆明成立。由于各帮纷争，昆明商务分会未能如期成立，昆明行帮的日常业务直接受云南省垣商务总会管理①。行帮既是药商的结合体，又是云南省垣商务总会的成员。

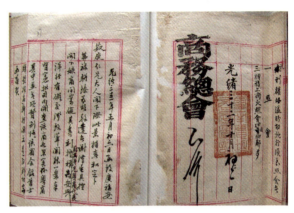

1906年，云南省垣商务总会图记（昆明市档案馆藏）

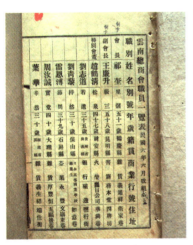

1917年，傅之骥任云南总商会会董表首页（昆明市档案馆藏）

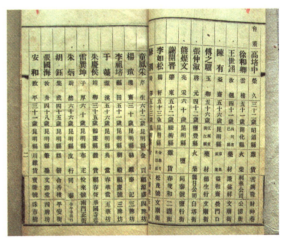

1917年，傅之骥任云南总商会会董表次页（右起第五，昆明市档案馆藏）

①政协云南省委员会文史资料委员会：《云南文史资料选辑·第49辑》，云南人民出版社，1996，第12页。

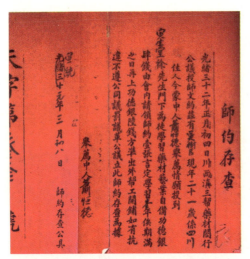

1906年，师约存查（昆明市档案馆藏）

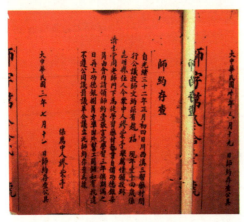

1914年，赵福的师约存查（昆明市档案馆藏）

1906年，川西滇三帮共同商议制定了《投师文约》。《投师文约》规定，学徒"由会内请领师约一张，言定学习三年，俟期满之日，再上功德银六钱，方准外出帮工、开铺。如有抗违不遵公同，议罚议革"。师约签订后，存查备案。1906年起，昆明中药业实施"投师文约"，办理师约手续，在行业内明确师徒关系。

川西滇三帮每年正月在昆明三皇宫（今鱼课司街）会馆集会，举行全药材业参加的"药王会"，交流行情，办理"师约公具"。

辛亥革命后，昆明药材业的商人沿袭前清的行帮组织。由于南利生（明利生）的覃氏（1917年）、怡泰祥（1920年）的黎伯海等广东帮先后在昆设店，药材行帮自1924年起在川西滇三帮基础上增加粤帮，称"川西滇粤四帮"。川西滇粤四帮设管事2名，负责行帮日常事务，办理师约手续。

民国初年，寅生堂、济生堂等老药铺纷纷招收学徒，帮工传艺。昆明人赵福（赵又仪）14岁经缪紫亭保荐，投到济生堂周老师门下为徒，学习"药材艺业"[1]。后来，赵又仪成为公私合营昆明市中药材加工厂的私方厂长。

①师约存查（赵福，民国三年七月十一日），出自云南总商会《国药业师徒合同卷之一》（1911—1920年），昆明市档案馆藏，档号：32-25-739。

1917年6月改组成立云南总商会，吸收了各行业的67名代表参加，其中药材业有2名会董，分别是在昆明文庙街开设谦益祥的四川省巴县籍人王世翊（别号汝翘）和在昆明文庙街开设德生行的江西省清江县人傅之骥（别号玉卿）[①]。

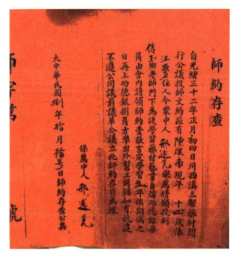

1919年，陈灿南的师约存查（昆明市档案馆藏）

德生行的资方人为萧恒德（宣统元年为寅生堂学徒吴树臣的举荐人）；资方代理人为傅之骥。傅之骥熟悉药材生意，经营着德生行及其下属药铺利济堂。清末，招收江西人陈道本为学徒，做帮工。1917年，利济堂招收昆明人李述尧为学徒，做帮工和学习药材艺业。1919年10月10日，傅之骥又招收陈道本的儿子陈灿南为学徒，做帮工[②]。后来，李述尧和陈灿南都成为昆明精通药艺的人物。

昆明市药材业同业公会的成立

1931年3月，昆明市药材业同业公会正式成立，会址设在四牌坊的"百寿堂"内。发起人赵榷等14人申请许可，拟定章程，召集成立大会，选定职员，并将组织章程呈请市商会等部门备案。申推百寿堂的赵榷为主席，协盛昌的李承祖、福林堂的李保年、百福堂的赵福和益兴和的陈联科4人为常务委员，同记合的陈汝骥、大成堂的毛廷杰、玉六堂的翟廷辉和同传合的熊兆凤4人为执行委员，鸿记的张仁忠和宏寿堂的刘源为监察委员。1931年，昆明市药材业同业公会有92家商号。

---

①云南省总商会职员一览表（民国六年六月改组成立），出自昆明市商会《云南总商会三四届职员表及会董表》（1917—1926年），昆明市档案馆藏，档号：32-12-18。

②师约存查（陈灿南，民国八年十月十日），出自云南总商会《国药业师徒合同卷之一》（1911—1920年），昆明市档案馆藏，档号：32-25-739。

公会职员由药铺店主或店员充当，负责办理投师文约的签订和保管。办事职员称作"管事"，"管事"3年1届，轮流执掌。从此，昆明中药业师带徒制度走向成熟[1]。

自1911年至1938年，昆明中药业共185名学徒订立师约，并拜师学艺，药铺大户均有签约。成春堂师傅聂成春与周有庆、吉元堂师傅苏氏与董祖培、寅生堂师傅徐氏与杨克谦、大安堂师傅杨氏与熊国明、济生堂师傅周氏与赵福、福林堂师傅李氏与李宝斌、利济堂师傅傅玉卿与陈灿南、大成堂师傅毛少林与李仲仙、福元堂师傅姚静仙与杨荣祥等分别订立师约。大药铺集中招收学徒，有的同时招两三人，如益兴和陈氏、百寿堂赵衡三、大安堂杨畴五、福林堂李氏等药铺。

1934年，赵斌（子信）师约一则：

师约存查

自光绪三十二年正月初三日，川西滇粤四帮药材阛行公议投师文约：兹有赵斌，现年十六岁，系昆明县一区住人，今蒙中人安时生举荐，情愿投到郑济卿老师门下为徒，学习药材艺业，由会内请领师约一张，言定学习三年。俟期满之日，由学徒父兄邀请老师同到执年管事处请取满师执照，经由三面盖章后交学徒收执。领此执照后，学徒须在老师铺内效力两年，学徒不能懒惰，老师不能薄待。俟效力期满，方准出外帮工开铺，如有抗违不遵，公同议罚。特立此师约存查。

　　管事：毛廷杰、李述尧
　　保荐中人：安时生
　　学徒父兄：赵杨才
　　中华民国（二十三）年□月□日师约存查公具

---

[1]杨祝庆：《近代昆明中药业的师徒传习制度》，《中华医史杂志》，2015，第4期，第221-228页。

经过传授，部分学徒满师后取得满师执照，如李应辰、杨泽厚、金从英、李忠全、施炯等，部分学徒满期后晋升为店员，如李鸿昌、赵斌、杨润等，还有部分学徒毕业后开设药店，如赵萱（仁安堂）、李振芳（春和堂）、赵又仪（百福堂）等，从学徒变成师傅。

师徒制度的意义

昆明中药业的师徒制度从1906年一直持续到1938年。因抗日战争全面爆发，昆明被日军轰炸，药铺因避难而停顿。

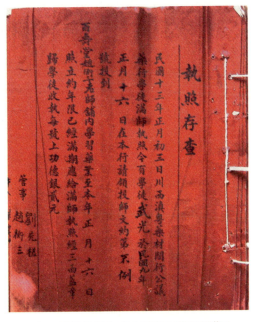

1924年，满师执照存查（昆明市档案馆藏）

近代昆明中药业的师徒传习制度，先于学校教育而起，是中医药培养人才的重要形式。它适应昆明中药铺经济发展的需要，突破了家传的限制，扩大了中医药人才来源。

经过长期的实施，师徒制度培养了一批中医药专业人才，比较突出的有被称为昆明中药业的"十大金刚"中的赵又仪、陈灿南、杨增五和李述尧。他们后来分别开设百福堂、大德药房、大安祺昌药号、协盛昌药房，是昆明药业大户（详见第五章），带动了中药制造业的发展。

到1950年，昆明市药材业含中药制造业的药铺已经达到103户[1]。这些药铺有的零售或批发药材，有的制售丸药，有的经营人参、鹿茸、三七，有的流动经营（行商），有的是坐商，他们成为一个有一定实力的产业。

---

[1]《昆明市国药业同业公会会员名册》（1950年），出自《昆明市工商业联合会国药业会员名册》（1950年），昆明市档案馆藏，档号：7-3～31-21。

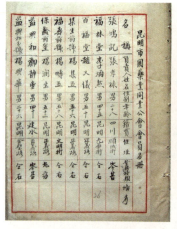
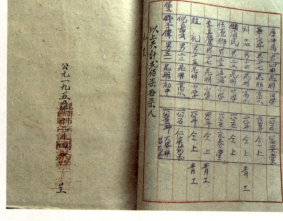

1950年，昆明市药材业同业公会会员名册（昆明市档案馆藏）

1950年，昆明市店员工会联合会国药业工会会员名册（昆明市档案馆藏）

　　据昆明市店员工会联合会国药业工会统计，昆明中药铺1950年的店员人数为277人[1]。这些店员绝大部分后来成为技术工人，有的成为技术带头人。

　　近代昆明中药业的师徒传习制度，符合中药技艺口授心传的特点和规律。它的实施加速了行业分工和技术发展，推动了手工作坊向工业化的转变，极大地提高了医药产业的生产力。

　　这里举一个大安堂学徒杨铁舟的事例。2017年11月，我们采访了已退休的原昆明市药材公司经理杨铁舟。他回忆说：

　　我是大安堂的学徒，1939年阴历九月出生，当学徒是1952年在杨大安堂瑞记药号，店主是杨寿海。杨大安堂家有5个弟兄。杨老二叫杨集五，是搞药材批发的，在几个弟兄里面生意做得最大。老三杨瑞五的儿子是杨寿海。杨寿海经营的大安堂瑞记药号属于中等偏下的店。开始是杨寿海的哥哥杨寿安来管的，哥哥死后就交给母亲和弟弟杨寿海来经管。

①昆明市店员工会联合会国药业工会《中国店员工会昆明市国药业工会会员名册》（1950.12.4），出自昆明市总工会组织工作《店员、新闻出版印刷干部及会员名册》（1950年），昆明市档案馆藏，档号：3-1-309。

我当学徒时生活比较困难。那时有句顺口溜，"吃的都是灰灰饭，睡的都是粪草床"，是一点不假的。做学徒，要样事都学，药材鉴别、加工切片、配方、制成药，什么炮炒煅炙、丸散膏丹都要会。跟的师傅有好几个，学鉴别嘛跟一个师傅，学配方又跟另一个师傅。师傅称先生，是有知识的人。学徒当了3年，一直当到公私合营时。当时，记性好，识得些药材，学得了点真本事。

公私合营时，300元以上的就定为资本家。杨寿海为人老实，合资时资金虽然少，但生活资产多，其在安宁巷的两院房子20多间全部上交了。

公私合营后，我进入云南省药材公司生产技术指导科，用上了学徒所学。历时3个月指导，收购了西山区谷律乡中药材。参加云南省卫生厅和云南省农业厅组织的滇西中药材资源调查，学神农尝百草，千山万水把药找，历时5个月，对丽江、鲁甸、维西、兰坪、剑川等产药县做了调查，采集了上百种标本，为云南省药材公司中药材标本室的建立提供了部分标本。痛心的是"文革"中全部标本付之一炬。

援藏建设期间（1963年至1980年），主要专业仍是中药工作。西藏是中药供应的空白，又是中药材资源丰富、未被开垦的处女地。我去后组建了山南地区人民医院中医科中药房，建成后配方品种近300种。以师带徒方式，我培养了2名藏族中药工作者，参与调查山南地区野生中药材资源。在西藏加查县虫草收购培训班，我当了先生；培训洛扎县藏族牧民，教他们采收、加工胡黄连的方法。

援藏建设回来后，我任云南省药材公司昆明药材站科长，下乡采药材标本，去丽江、大理、思茅调查，起草《对我省民族地区部分药材的分布、产量调查及药材经济发展的评估》报告，作为全省民族贸易会议材料。筹建延寿堂药店，方便客户购药。我没读过万卷书，但行过万里路，除个别省外，全国所有省区我都跑过，熟悉地产药材。1985年12月，我获得老药工荣誉证书。

中药工作无论采集、收购、加工保管、配方，还是生产、销售，都要有较强的专业技术。俗话说："三月茵陈，四月蒿，五月六月当柴烧"，采集要讲究时节；"知道是个宝，不知道是棵草"，识得药材成行家；"会加工是药材，不会加工是烧柴"，加工是一门技术。中药业有能工巧匠，技艺过硬。

1987年8月1日，我从省药材公司调到市药材公司任经理。后来我们开办技术培训班，提高青工技术。

1988年12月3日，云南省医药管理局评职称，我写了业务自传，自己填表把许多经手的药材都写上，我懂行，经验丰富，有些药材如炙远志、当归、木香这些，我一闻就知道是什么。评审时一次全票通过，获得"副主任中药师"职称，为副高职。次年7月，我被评为云南省中医学会中药专业学会首届学术委员会副主任委员。中药业是经济部门，也是文化部门。1994年，我把福林堂报为"中华老字号"，捧到号匾，在云南是最早的一批。

国家中医药管理局1996年3月1日公布全国首批执业中药师，全国有281人通过首批认定。其中，云南有5人，我和云南省药材公司的张伦和朱兆云、云南白药股份有限公司的严毓兰和崔占和，一起被国家中医药管理局评为全国首批执业中药师。这些是大安堂培养了我。

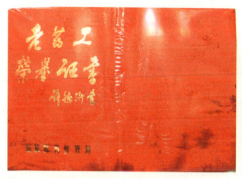
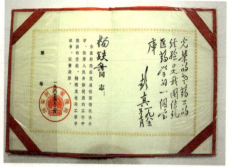

杨铁舟老药工荣誉证书封面（杨铁舟提供）　　杨铁舟老药工荣誉证书内页（杨铁舟提供）

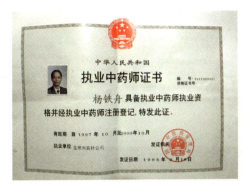

杨铁舟执业中药师证书（杨铁舟提供）

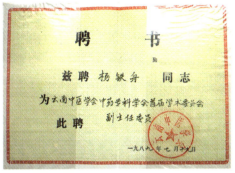

云南中医学会给杨铁舟的聘书（杨铁舟提供）

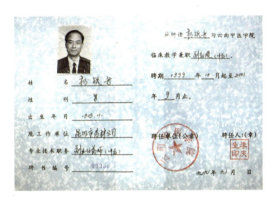

云南中医学院给杨铁舟的聘书（杨铁舟提供）

师徒传习的弘扬

中华人民共和国成立后，师徒制度恢复了一段时间。生产上老药工"传帮带"青工，传授制药技术。1963年至1965年，昆明市药材公司加工厂先后招收两批青工，包括陈林清、张仑、谷豫昆、陈晋昆、刘礼志、张云昆、苏小祥、杨培华、彭丽华、周星丽、李美珍、杨美珍、高凤仙、杨俊华等约80人。1969年，昆明市药材公司加工厂招收鲁少龙、师尚钟、刘科、沈国华、党达平等30多名青工。

1971年至1972年，又招收两批青工，包括龙江、熊昆忠、方平昆、姜晓云、曹晓明、郑明荃、周继华、章子孜、钱忠庆、谢进文、贾繁东等约160人。

　　1972年，工人下班后集中1小时学习，由老药工讲制药方法、传达时事政治政策、解决生产难题。工人边生产边学习，掌握了不少生产技术。

　　1974年和1979年，招收了春永仙、周仲华、刘云森、罗莉军等80名工人和社会知识青年。这些青年都成为昆中药公司生产经营管理的骨干，为企业注入新鲜血液。

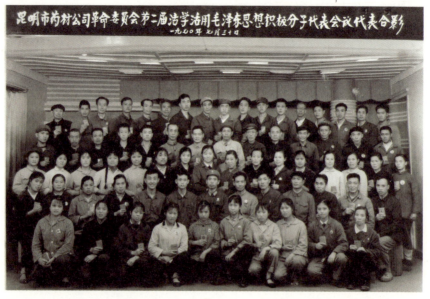

1970年7月30日，昆明市药材公司活学活用毛泽东思想积极分子代表会议代表合影

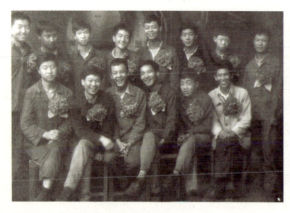

1970年，锅炉房先进生产工作者合影（彭云波摄）

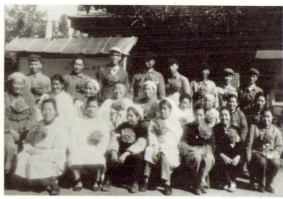

1970年，全厂先进生产工作者合影（彭云波摄）

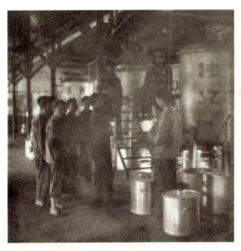

1971年，煮提工在开班前会（彭云波摄）

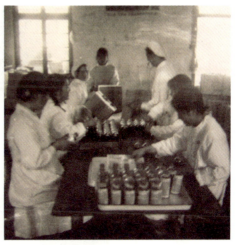

1972年，酊剂组工人在装酒药（彭云波摄）

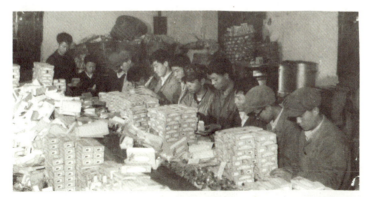

1972年，行政人员到车间参加生产劳动，在包药（冯家让摄）

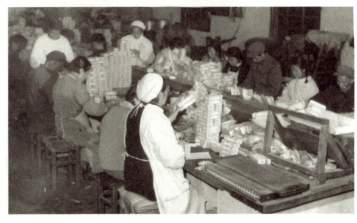

1972年末，行政人员到百宝丹车间突击生产（冯家让摄）

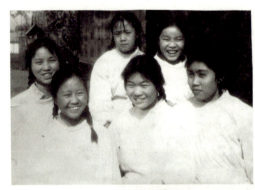

1972年，百宝丹车间部分青工（前排左起：李明芬、许金妹、戴丽珠）（冯家让摄）

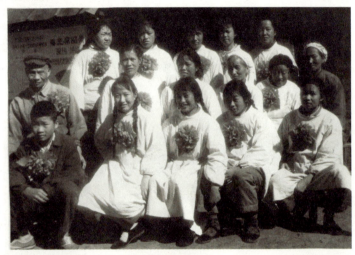

1972年末，百宝丹车间先进职工合影（彭云波摄）

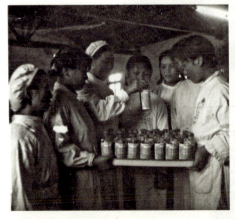

1972年，孙惠君（中）在教青工史国公药酒制法（彭云波摄）

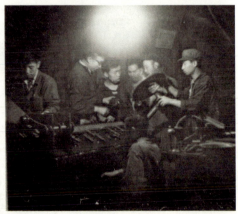

1972年，老药工李鸿昌（左二）带领机修组青工在赶制土设备（彭云波摄）

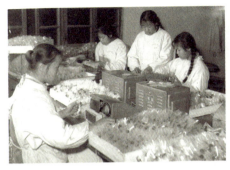

1973年，蜜丸组谢进文（右）等职工在用封口器封装蜜丸（冯家让摄）

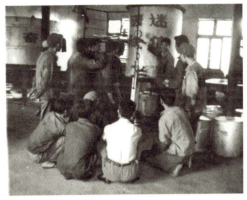

1972年，提取组工人班后学习（彭云波摄）

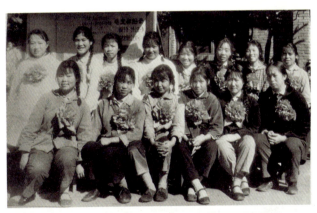

1973年，百宝丹车间先进职工合影（彭云波摄）

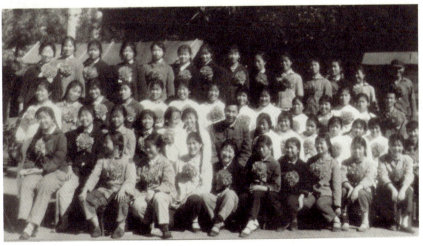

1975年，全厂先进职工合影（彭云波摄）

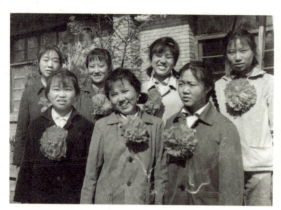

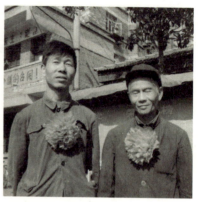

1975年，配药车间先进工人（彭云波摄）

1976年，在大案组和药的赵礼（右）和谢学礼（彭云波摄）

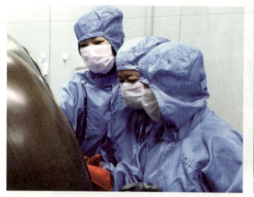

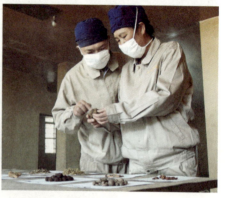

张元昆（右一）传授姜秀英（中）等泛丸技艺（王云鹏摄）

李恒接受师傅春永仙的指导（王云鹏摄）

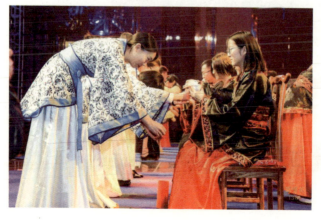

2019年1月28日，昆中药公司举行的药工拜师仪式（王祥学摄）

1985年10月，时任全国人大常委会委员长的彭真题词"光荣的老药工的经验是我国传统医药学的一个宝库"，倡导学习和继承老药工的技术经验。九三学社创始人、时任全国人大常委会副委员长的许德珩为"老药工荣誉证书"题名。

1985年12月和1989年10月，国家医药管理局分两批表彰了老药工。昆明中药业的杨铁舟、赵子信、赵桂英、李正文、刘珍、朱德昌等人获得老药工荣誉证书（第2批封面为国徽和"荣誉证书"字样，内文："从事医药商业工作满三十年，为振兴、发展祖国医药事业，保障人民身体健康，做出了贡献。"），充分肯定了老药工在发展祖国传统医药中的贡献。

随着学校教育的普及，师徒传习成为制药技术技能提高的有益补充，发挥着课堂教育无法替代的作用。

2012年，昆中药公司逐渐恢复"师带徒"制度。为加强公司后备人才队伍培养与建设，充分发挥关键岗位核心人才及优秀技术工人在员工培养工作中的"传帮带"作用，培养更多的"云岭工匠"高技术技能人才。2014年1月，昆中药公司拟定和实施了《昆明中药厂有限公司师带徒制度》，持续举办师徒结对和拜师仪式，激励新员工学技术、长技能。

2019年12月，昆明市人民政府办公室授予昆中药公司的李恒为"第四届昆明市名匠"荣誉称号。2020年4月28日，"第四届昆明市名匠"工作室授牌仪式举行，李恒名匠工作室挂牌，高技能人才培养

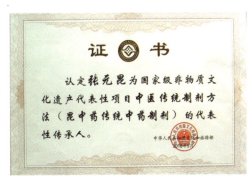

张元昆的国家级非遗代表性传承人证书（张元昆提供）

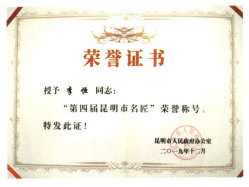

李恒的"第四届昆明市名匠"荣誉证书（李恒提供）

迈出新的步伐。

截至2020年底，昆中药公司生产操作、技术技能人员中，师徒结对256人，在炮制、泛丸、蜜丸、检验等关键技术岗位承担生产任务。受政府命名的非物质文化遗产"昆中药传统中药制剂"代表性传承人8名，其中国家级1名（张元昆）、省级3名、市级1名、区级3名。高技术技能人员形成了传承梯度。

第四章　精神文化——厚德、精工、毋减的药德药道

　　清代和民国时期，昆中药公司的起源店福林堂、大安堂、玉六堂、保龄药室等，为制售成药、治病救人接力探索，凝结出宝贵的制药精神。药铺逐渐形成"大药厚德，恫瘝在抱"的企业使命，"精工修合丸散膏丹，遵法炮制生熟饮片"的制药信念，"毋减毋糙修精品，勤心勤力志康宁"的厂训和企业精神，"信、德、义"的商业信条……这些精神世代传承，已融入制药的各个环节。

"信、德、义"的商业信条

　　1890年左右，从春生堂学得药材技艺后，大理人杨兴周、春生堂"小掌柜"欧敬斋同好友缪良弼3人合资，在顺城街开设货栈，购销山货药材。他们从丽江、保山、大理等地收购木耳、香菌、麝香、虫草、黄连、茯苓等土特产，运到昆明出售，或销往香港。有一次，他们把三七、鹿茸等大宗药材销往香港，被香港"南北行"（牙行）捐客所骗，损失近两万元。总计所亏，杨兴周独任其半，欧敬斋和缪良弼十分感动，3人关系愈加密切。后来，3人结为亲家，杨兴周把女儿许配给欧敬斋之子欧小斋；缪良弼把女儿许配给杨兴周三子杨详。这件事一时传为佳话。陈荣昌先生赞词曰："以管鲍之旧谊，更联秦晋之新盟。此岂金多交密，利尽交疏者，可同日语耶？"

　　生意失败、资金被卷，杨兴周心犹未甘，积攒资金重起炉灶。1910年，杨兴周在南门正街（正义路）租赁清真寺的铺面，自创大安药室，经营汤药丸散，兼营药材销往香港。他因时、因地制宜，采取"人弃我取，人取我与""三分利吃利，七分利吃本""货不停留利自生"一类古已有之的

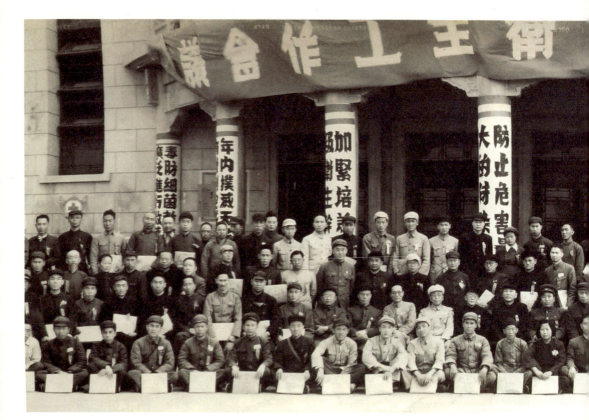

1951年3月，云南省第一届卫生工作会议合影（杨寿丰提供）

生意经，使大安堂在竞争中获得了发展。

1919年，市政部门辟旧粮道署为文明街，大安堂置地建新店。店为临街一连三间的铺面，后边是四合院的两层楼房；南侧建附房做作坊，为典型的"前店铺，后作坊"之旧式商店。店堂宽敞明亮，正中挂一副店堂联，楷书"选办中外药材，精制丸散膏丹"。1922年，大安堂（今文明街西侧商店）竣工开业，成为昆明的标志性建筑。

杨兴周恪守"信、德、义"三字商业信条。他认为，凡经商者必取信于人，方能发达。医药者乃济世活人，制售药品人命关天，开药铺要以"德"为本。"做生意无非是为了赚钱，但必须走正道，以义而得利。"

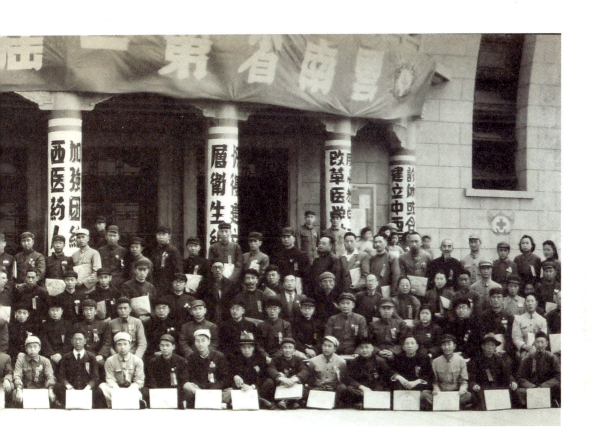

大安堂制售的蜜丸，随需拆零出售，方便贫民，不失去一位顾客。所用药料均选地道药材，绝不以次充好，坑害病家。有人做假麝香生意，杨兴周对此疾恶如仇，从不染指。大安堂也绝不发国难财。1921年，昆明地区白喉、猩红热传染流行，死亡者甚众。大安堂配合中医师公会会长李勉斋，广施百药，给予救助。抗战时期，大安堂

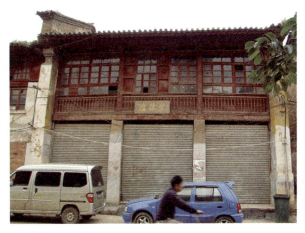

2012年，大安堂旧址（挂福林堂匾，杨寿丰提供）

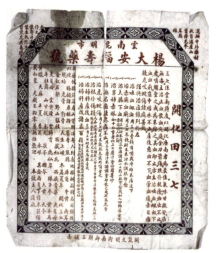
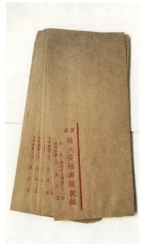
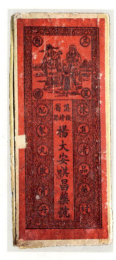

大安堂开化田三七仿单（杨寿丰提供）

大安堂信封（杨寿丰提供）

杨大安堂祺昌药号药盒（杨寿丰提供）

各号同全市药铺多次慷慨捐药，支援前线。

有"信、德、义"的商业信条支撑，大安堂实力大增。大安堂与邻近光华街口八面临风的福林堂老店遥遥相对，大有互争雄长之势。1926年，以大安堂福寿药号为总店，分号开遍了昆明全城。有大安堂集生药号、大安堂瑞记、大安堂德记、大安堂兴记、大安堂祺昌药号等分店。

名士赠匾

1907年，云南知名医师翟玉六在家传秘方的基础上，改进并创制了翟玉六止咳丸。翟玉六止咳丸因加入了云南地道药材贝母、薄荷等，疗效显著。翟玉六因治愈云南知府和巨商王炽的疾病，名声大振。同时，献止咳丸给朝廷有功，被封奉正大夫。

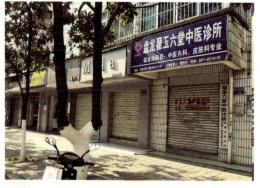

1997年11月1日恢复的翟玉六堂中医诊所（翟元东提供）

1916年，昆明名士袁嘉谷与赵藩上门拜会翟玉六，袁嘉谷亲撰"良医也"三字夸赞他，赵藩也称他"恫瘝在抱"，意为把别人的痛苦放在心里，并引用"不为良相，当为良医"赞许，两人还嘱咐云南姚安著名画家赵鹤清刻撰"良医也"和"恫瘝在抱"金匾，悬挂于翟玉六堂正厅，表彰翟玉六的医术和德行①。

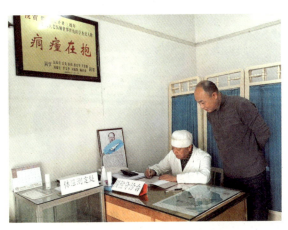

翟玉六之孙翟昌礼医生在诊所（翟元东提供）

精工制药

1857年，李荠林在昆明院前街（今光华街）租得一单间铺面，以卖药为生，福林堂药号开业。因铺面狭小，称"簸箕堂"。李荠林之子李玉卿将铺面拓展为现今的三层瓦房，称"八面风"，是典型的晚清民间建筑。堂前看病，店后切药、晒药。

福林堂的咀片加工精细。药材修治，李家世代积累了许多技艺和经验，一代一代承袭下来。拣、刮、刷、撞、筛、碾、洗、晒、炮、炒、煅、炙……依药材不同，采取不同制法。配药师和药工口授心传，对传统技法谙熟于心。

"口芪切成瓜子片，槟榔切得不见边，桔梗切成云彩片，杭芍扎得飞上天。淫羊藿要剪刺，陈皮切成三角状，厚朴锯成二三钱一小块，还要用核桃油擦得闪闪发亮……"这些制药口诀，药工熟记在心，凡是达不到要求的概不上柜。因此，福林堂的饮片看样好，药性足，没有灰碎。药铺素有"选材优良，灰碎之杂质不敷；做工细腻，配方之斤两弗疏"的传统，不以次充好，不偷工减料。

---

① 《云南信息报》：《老字号》，云南人民出版社，2009，第187页。

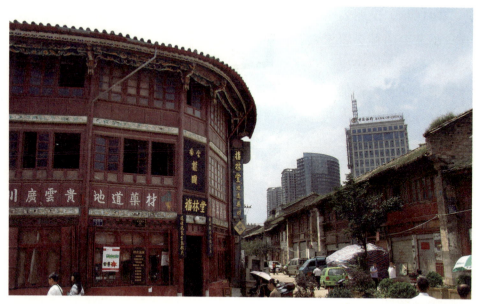

2012年，福林堂老铺（杨祝庆摄）

民国时期，昆明地区的一些知名医师，如戴丽三、李继昌、吴佩衡等都指定病人到福林堂抓药，有的还特约福林堂供药。近代活跃于法国、新加坡、泰国、缅甸等各国的"云兴昌"大商号，曾专门派人到福林堂学习药材鉴别技术，并把在各国收集到的鹿茸、丁香、肉桂、象牙等贵重药材通过福林堂销往内地，又把福林堂经销的云贵川广地道药材出口各国。

福林堂大厅内，立柱上的木牌写着："本堂药料选办最精，参茸燕桂必择其尤，饮片丸散精益求精，药真价实包换来回。"承诺真实不欺。药材售价比别的药铺高些，

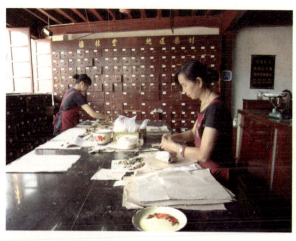

2012年，福林堂老铺二楼配方处（杨祝庆摄）

但都是好药。不论是口
芪、怀药、秦归、党参、
枣仁、茯苓等大宗药材，
还是犀牛角、三七、熊
胆、麝香、牛黄、人参、
鹿茸等地道药材，福林堂
都不惜重金购买。

　　在制作成药上，福
林堂技高一筹，搓、捻、
和、语，分寸拿捏得格外

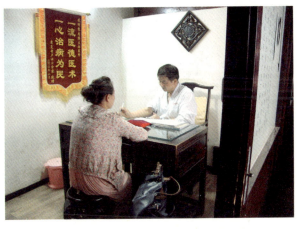

2012年，福林堂坐堂医生在看病（杨祝庆摄）

恰当。尤其是李家妇女勤快心细，适合做细活，承担着大部分成药制造。
民国时期，李炳然妻子姜荣珍会做丸药。她和妯娌本分治家，勤力制药，
因此药力强，拿得住病，许多人适合用她家的药。福林堂逐渐形成了"精
工修合丸散膏丹，遵法炮制生熟饮片"的号规。这一号规在业内流传一
时，成为昆明中药业的行规。

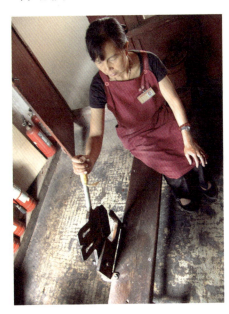

福林堂铡刀（杨祝庆摄）

　　1913年，因业务扩大，福林堂买
下沙朗巷平房一院（现云南省中医医
院后侧），修理后即行迁入，作为制
药作坊。李家眷属20余人参加做药，
协助切药、包药等工作。所制各药均
由光华街的门市零售，供患者照单配
方使用，从未旁骛批发。

　　李玉卿之子李复初，12岁当学徒，
学习药材技艺。经过几年的磨炼，熟识
药材，能准确辨认真伪，经手药材买卖
前后十余年，从不假手旁人。"由昆采
购鹿茸至川省销售，所售之款又由川
采购各种药材运滇销售，如是者十余

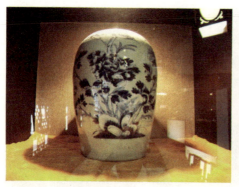
福林堂珍药罐（杨祝庆摄）

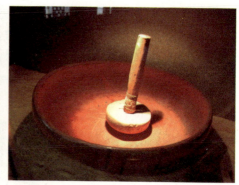
福林堂研钵（杨祝庆摄）

年。"[1]号内之事由其兄李瑞生管理，兄弟俩配合无间，生意逐渐旺盛。

1945年和1947年，兄弟俩先后去世，由李炽卿和李照共同照料业务，李炳然任号内经理。李炳然继承祖业，货真价实，童叟无欺，也赢得了许多主顾。

国医大师、云南省中医中药研究所原所长张震回忆（2015年）说："在80年前，我在读小学一二年级的时候，我的伯父张炎卿是福林堂的老药工，他当时在那里杆药，我经常去福林堂里面的作坊玩，看到一副对联我很好奇，当时我就记住了它。这副对联是'修制虽无人见，存心自有天知'，那就是凭良心制药。我感到，企业文化当中最重要的就是非物质文化遗产，因为它属于一种传统的思想、观念和行为准则。"

1956年10月9日，李炳然参加昆明市工商短期讲习班时说："建议上级使成药达到机械化，大量生产，不致脱销，以供应广大群众所需。"[2]为后来的机器生产提供了思路。

---

① 具结书（李炳然，1952.3—5），出自昆明市节约检查委员会《国药业-福林堂》，昆明市档案馆藏，档号：28-73-116。

② 《昆明市工商界短期讲习班第二期学习心得（李炳然）》，出自昆明市工商业联合会《明市工商界整风工作委员会整风学习心得》，昆明市档案馆藏，档号：7-2-79。

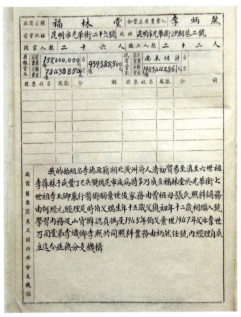

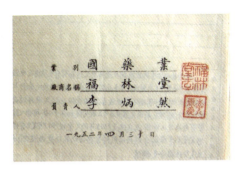

1952年，福林堂印章（昆明市档案馆藏）　　1952年，福林堂登记表（昆明市档案馆藏）

1956年10月9日，李炳然手迹首页（昆明市档案馆藏）　　1956年10月9日，李炳然手迹次页（昆明市档案馆藏）

"毋减"的店规

1893年，昆明人杨鉴衡、杨平山兄弟两人创建保龄药室，自制各种丸散成药多达116种，尤以各种丸药的制售著称（占60%），也兼售"参茸燕桂"等名贵山货药材。

清末民初，保龄药室制售的丸药，如固精保肾丸、十全大补丸、归牌丸、理中丸等畅销省内各地乃至东南亚一带，在民间颇享盛名。逢年过节，昆明远近郊的农民尤其爱到该店买上几盒滋补蜜丸药，或孝敬老人，或赠送亲友，既体面又实惠，竟自相沿成习。

据《云南省志·卷七十·医药志》记载："保龄药室的丸药之深受欢迎，主要在于，投料认真，进货地道，店主杨平山常到文庙直街当时的药材堆店走动，一有上等地道药材来货，无论价格多高，总是抢先购买，并设专

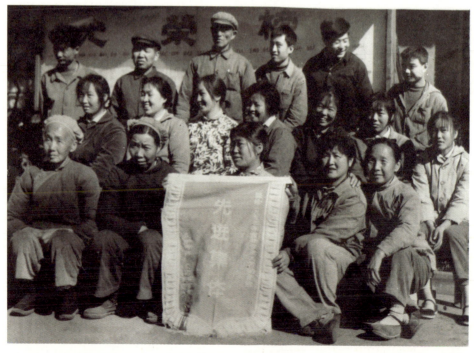

1973年，杨衡源保龄药室杨立基（后排左三）所在的配药班（前右二为何福金班长，前左一为杨莲芳）（彭云波摄，昆中药公司综合档案室藏）

人管理拣选药材，务必弃尽劣品、灰碎。自开设药店到晚年，杨平山终日都是亲自坐镇在作坊里，监督下料及整个制作过程，该用一两的，绝不会用到九钱九分，秤头不短分毫。如配滋补蜜丸中用的人参，别家往往用党参或参须代替，杨家则必用吉林参，其他贵重药材如犀角、羚羊角入药也务求货真价实。用来和药的蜂蜜也一律要选用上好的冬蜜，制作丸药坚持多道蜜炙，因而滋润可口，和软适度，药品质量持久可靠，享誉三迤。"

"杨家两兄弟以其诚笃、认真经营之风赢得了信誉，生意兴隆，成为清末以来，省城有数的几家著名药店之一。"①

1956年，昆明中药材全行业公私合营，保龄药室等82家昆明药铺并入中国药材公司云南省昆明市公司药材加工厂（也是昆中药公司的前身）。保龄药室"秤头不短分毫"的"毋减"店规，被药工们带到厂里成为厂训，在工作中得到继承。

上述精神文化，经过整理，昆中药公司于2014年12月在厂内恢复悬挂"大药厚德，恫瘝在抱"标牌，作为企业使命，激励员工为实现这一崇高使命而奋斗。

2016年7月，《昆中药企业文化行动指南》印发。该指南继承"信、德、义"的商业信条，把"精工修合丸散膏丹，遵

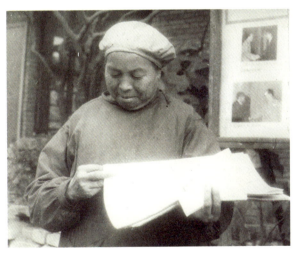

1972年，杨衡源保龄药室李惠兰在发劳保用品（彭云波摄）

法炮制生熟饮片"确立为制药信念，坚守"毋减毋糙修精品，勤心勤力志康宁"的厂训和企业精神，提出"尊重、融合、勤勉、高效"的价值观，

①《云南省志·医药志》编纂委员会：《云南省志·卷七十·医药志》，云南人民出版社，1995，第312页。

新增"铸造精品国药，服务健康生活"的企业愿景，用精神文化塑造和规范员工行为，更好地为人民健康服务。

第五章　老字号文化——群英荟萃的老药铺

　　1956年，昆明中药业全行业公私合营，将原来分散的"前店铺、后作坊"的82家药铺和43家行商，合并为公私合营昆明市中药材加工厂。

　　82家药铺是昆中药公司的起源店。每家都为工厂提供了资金、技术、知识、人才、经营渠道等资源，促使昆明中药业发展壮大，贡献突出。

　　朱双美号、翟玉六堂、大安堂、体德堂、福林堂等药铺，已在《老号话非遗：国家非遗昆中药传统中药制剂的传承》中介绍过。这里记述百福堂、大德药房、大安堂祺昌药号、协盛昌药号等几家药铺。

百福堂

　　百福堂是1924年赵又仪设立的。赵又仪，昆明人，贫农出身，1913年在昆明济生堂当学徒五年，又当店员五年。济生堂创建于1895年，是郑氏家族分设的招牌，与体德堂、保生堂、如意堂一起同为郑氏家族的药铺；开设在昆明二纛街（今民生街），专售丸药、妇科女金丹、男用壮元丹；经理郑清廷。赵又仪在济生堂全面掌握了制造成药的技术，对药材加工炮制很在行。

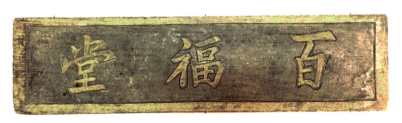

百福堂匾（昆中药公司综合档案室藏）

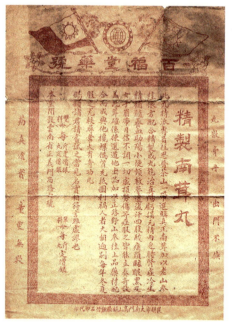

百福堂药号精制南茸丸仿单（昆中药公司综合档案室　藏）

1922年，赵又仪先后在昆明百寿堂、德福隆号当店员。1924年，独资在昆明开设百福堂并任经理。百福堂经营国药，零售汤药，自制丸散咀片①。

中华人民共和国成立后，赵又仪对社会主义改造的认识有所提高，信心增强，经营积极。1955年，百福堂的营业额较上年有了上升。赵又仪积极纳税，缴纳公债，帮助同业福林堂、张鸿记、福安堂等药铺推销滞销和冷背货品，使它们摆脱困境。

赵又仪体贴店员疾苦，按时支付店员报酬，与店员同吃同住，亲如一家。赵子信回忆说："赵又仪有一次在家里，把茅台酒拿出来和店员一起喝。1954年，赵又仪向劳方提出想从百福堂提取500元买寿材用，劳方不同意。后由劳方召开号务会议劝说，赵又仪欣然放弃。"

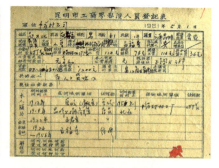

1955年，百福堂登记表（昆明市档案馆藏）

1961年，赵又仪登记表（昆明市档案馆藏）

①昆明市工商业联合会会员登记表（百福堂），出自《昆明市工商业联合会国药业会员登记表》（1955年），昆明市档案馆藏，档号：7-3~31-24。

赵又仪积极支持国家对手工业、资本主义工商业的社会主义改造。公私合营时，赵又仪带头将百福堂的资产合并进来。一名店员说"赵又仪是资本家中最好的人"。

公私合营后，赵又仪任公私合营昆明市中药材公司加工厂私方厂长，继续传授制药技术。

大德药房

大德药房是1937年陈灿南创设的。陈灿南，江西人，1919年10月投入昆明马市口的利济堂傅玉卿门下当学徒（14岁），学习药材药业[1]3年，懂得了不少药材鉴别知识。

当时做药材生意要有政府颁发的行贴，相当于现在的营业执照，方能采购和运输。利济堂是由政府颁发行贴的德生药材行设立的药铺。德生药材行从明代一直沿袭到民国初年，因此，采购、运输药材积累了丰富的经营渠道。傅之骥，别号玉卿，江西省清江县人，1917年任云南总商会会董。德生药材行的资方人为萧恒德，资方的代理人为傅之骥，经营着德生药材行及其药铺利济堂。

陈灿南的父亲陈道本籍贯在江西，清初贸易至滇，陈灿南自幼在药行长大，懂得很多药业门道。

德生药材行持有明朝沿袭下来的临泰行的帖子。昆明中药草经营是从明代的临福行、临泰行和临阳行开始的，三行都持有政府颁发的行帖，采卖、运输药材。到了清代，德生药材行及其利济堂招收学徒，传习药材技艺，培养了一批医药专业人才。于是，德生药材行成为近代昆明中药业的摇篮。陈灿南、李述尧等都是出自利济堂的学徒，传承了昆明中药文化的根脉（见第三章）。

1926年，陈灿南先转入寅生堂的分店敬畏堂，任经理；后转入张鸿记药号当店员。1928年，转回利济堂当店员，到蒙自宏龄堂，后又转到个旧。其

---

①师约存查（陈灿南），出自云南总商会《国药业师徒合同卷之一》（1911—1920年），昆明市档案馆藏，档号：32-25-739。

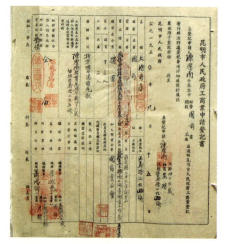

1950年，大德药房登记表（昆明市档案馆藏）

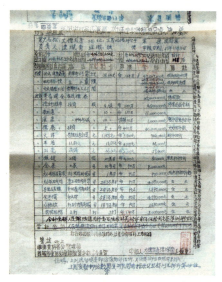

1951年，大德药房资产登记表（昆明市档案馆藏）

熟识滇南药材及其加工方法。陈灿南生性耿直，自信是有本事的人，与好友打赌说："只要一把切刀、数十元资金我就能养活全家。"好友不信。陈灿南由昆明购买鹿茸至个旧售卖，挣得第一桶金，好友服了他。

陈灿南个人能力强，是学徒出身，许多业务都能胜任。1937年，他把利济堂改招牌为大德药房并任经理，在昆明正义路294号经营拆零咀片、汤药、丸散。

1950年9月15日，昆明市人民政府工商业登记时，大德药房有员工15人，其中职员13人、工友2人。资本总额2149.7元，营业铺面2间，工作坊1间①。

1951年11月，昆明市私营企业重估财产整顿资本评审委员会国药业评审分会统计，昆明国药业共116户②。各药房相互交易，促进了药材业、中成药业经济兴旺。大德药房、大安堂祺昌药号、大安堂集生药号、协盛昌药房、福元堂、百福堂等大户药铺，均持有德生药材行或同德药材行的股票，互通行情，协同发展。

---

①昆明市人民政府工商业申请登记书（陈灿南），出自昆明市工商业联合会《国药业工商登记申请书》（1950年），昆明市档案馆藏，档号：7-3~31-3·4。

②国药业账外财产申报表、昆明市私营企业重估财产申报财产报告表（大德药房1951.11.16），出自昆明市工商行政管理局《各行业免估户账外财产申报表》（1952年），昆明市档案馆藏，档号：59-3-123。

在陈灿南的带领下，大德药房成为昆明的药业大户。到1955年12月，店员和学徒为13人，店员有王铸生、马元、张文亮、谢万秋、李仲明等12人。大德药房让这些人稳定就业，有了收入。

大安堂祺昌药号

大安堂祺昌药号是大安堂的分店。1946年3月，杨兴周的七子杨祺（杨增五）在绥靖路（长春路西口）209～301号设大安堂祺昌药号，经营汤药丸散和山货。

杨增五，昆明人，成德中学初级中学毕业，1928年在大安堂福寿药号学习药业，具有"辨识及配制中药材"的技术能力。1946年3月，大安堂祺昌药号开业，杨增五任经理，有工人9人、店员10人。以货真价实，赢得很多主顾，生意逐渐兴盛，成为当时昆明的药业大户。

1951年，杨增五任昆明市国药业同业公会筹备委员会委员，承担国药业会员的接收登记事宜。1952年至1954年，任段管大组长，发动同业公会会员研究售价、毛利，检查药物牌价，维持市场秩序。

1953年，过渡时期的总路线是要在一个相当长的时期内，逐步实现国家的社会主义工业化，并逐步实现国家对农业、手工业

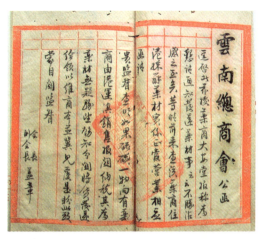

1920年10月13日，云南总商会就大安堂经营致函（昆明市档案馆藏）

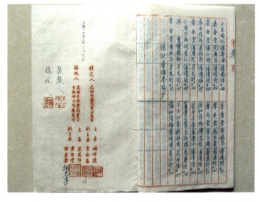

1953年，昆明市国药业临时工作委员会移交名册，接收人杨增五（昆明市档案馆藏）

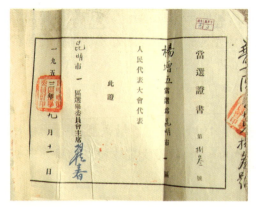

1953年，杨增五人大代表当选证（昆明市药材公司档案室藏）

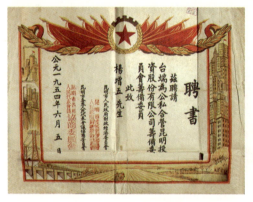

1954年，杨增五的聘书（昆明市药材公司档案室藏）

和资本主义工商业的社会主义改造。杨增五参加贸易团到杭州、天津等地学习，深受鼓舞。回来后，搞好劳资关系，积极向国营过渡。

1953年至1955年，杨增五被选为昆明市第一区（盘龙区）人民代表，并任昆明市药商业同业公会副主委，帮助福林堂、福安堂、张鸿记等药铺推销滞销和冷背货品。1954年6月5日，昆明市人民政府财政经济委员会和昆明市各界人民代表会议协商委员会签署聘书，聘请杨增五为公私合营昆明投资股份有限公司筹备委员会筹备委员。

1955年4月起，大安堂祺昌药号接受云南省医药公司丸药订货①，服从政府统一的市场价格，遵守牌价。

1955年底，杨增五带领大安堂各个分店积极向中国药材公司云南省公司提出申请，参加公私合营。杨增五带头参加公私合营，带动了昆明市私营中西药业全行业的公私合营。

大安堂祺昌药号资金86937.96元。公私合营时，投在公私合营昆明市中药材公司的资金为54300元。全年定息2715元，按期领取利息。1956年初，杨增五被安排在昆明市公私合营第一中心店任主任，继续发挥技术专

①昆明市工商业联合会会员登记表（杨增五），出自《昆明市工商业联合会国药业会员登记表》（1955年），昆明市档案馆藏，档号：7-3~31-24。

长。每月工资106.80元①。

1958年4月3日，经云南省昆明市人民委员会市长潘朔端签署任命书，任命杨增五为昆明市药材采购供应站副经理，负责昆明市药材业的管理。

协盛昌药号

协盛昌药号是1929年李述尧等人合伙开设的。李述尧，昆明人，高中文化，1917年（14岁）投师到利济堂药店傅玉卿门下当学徒。1922年，在德生药材行当店员，辨识了各地的药材，炮制和制药的专长经验丰富。1928年，任利济堂药店的经理。

1929年，李述尧与赵又仪、毛少林合伙，开设协盛昌药号，经营拆零咀片、汤药、丸散，所用店员和学徒有陈志贵、谭子谦、李永福、施贵等7人，为药业大户。1934年起，李述尧与毛少林共同担任昆明市药材业同业公会的管事，办理师徒文约事宜②，实施师徒合约制度，培养了一批药材专业技术人员。

1935年分伙后，李述尧独资经营协盛昌药号，妻子王慧芳负责炊事。有工人7人、店员8人，协盛昌药号成为当时昆明药业大户。

1956年公私合营时，协盛昌药号资产含动产和不动产资金19381.57元，投入公私合营昆明市中药材公司。之后，每季度领取定息241.27元，直到1966年。公私合营时工资为95.16元。

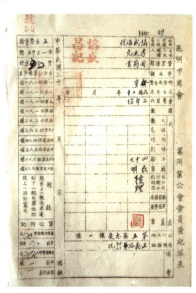

1943年，协盛昌药号登记表（昆明市档案馆藏）

①简历表（杨增五），出自《昆明市工商业联合会国药业会员登记表》（1955年），昆明市档案馆藏，档案：7-3~31-24。

②昆明市工商业联合会会员登记表（李述尧），出自《昆明市工商业联合会国药业会员登记表》（1955年），昆明市档案馆藏，档号：7-3~31-24。

公私合营后，原规模较大的老药铺继续保留并营业。位于文庙直街68号的协盛昌药号保留了下来，李述尧任该号的私方业务主任，公方主任为陈致贵。协盛昌药号有汤药柜台和成药柜台，售卖汤药配方药料和成药。李述尧承担药料进货和配方；参与制剂标准《昆81方》的审查鉴定和中医学校教学。于1964年9月退休。

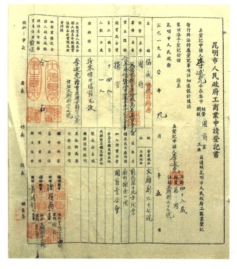

1950年，协盛昌药号工商申请登记书（昆明市档案馆藏）

吉盛昌药号

吉盛昌药号是1941年周盛阳与刘贵合资开设的。周盛阳，昆明人，初中毕业后当学徒、店员，1941年与刘贵合资开设吉盛昌药号，由刘贵担任经理。1953年，刘贵病故，即由周盛阳任经理。刘贵的股金376.2元由其妻杨秀珍继承。

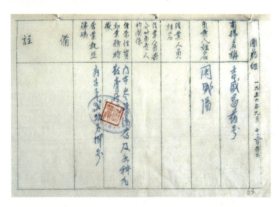

1954年，吉盛昌药号登记表（昆明市档案馆藏）

周盛阳的技术特长是中药配方、会计。1953年，在手工业、资本主义工商业的社会主义改造中，周盛阳积极要求早日走上公私合营的道路。其担任昆明市工商业联合会药商业同业公会辅导组第三区汤药组组长，及时宣传党的政策，按时缴纳税金和公债[1]。

---

[1]昆明市工商业联合会会员一览表（吉盛昌药号，1955年），出自《昆明市工商业联合会国药业会员一览表》（1955.12），昆明市档案馆藏，档号：7-3~31-10。

1956年公私合营时，吉盛昌药号资金为1350多元，全年定息实际领取61.4元。加上合营时的工资64元①，成为自食其力的劳动者。

公私合营后，位于金碧路6号的吉盛昌药号继续对外营业，周盛阳任吉盛昌药号门市部主任，兼昆明市药材公司管理委员

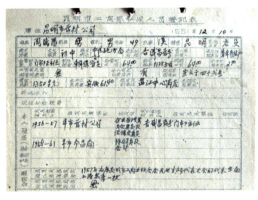

1961年吉盛昌药号表（昆明市档案馆藏）

会委员及治保会委员。1957年，周盛阳出席昆明市工商业联合会先进生产者代表大会，在会上获得奖章1枚。

1958年到1961年，周盛阳调昆明市食品局任采购员及会计。

受父亲周盛阳的影响，周仲华自幼热爱中医药，于1974年11月进厂，先后从事蜜丸、中药配方和配方技术指导等工作。其中，从事中药配方、配方技术指导近30年，熟练掌握配方技艺，圆满完成了制剂制备第一道工作。其荣获云南省医药管理局1982年度"先进生产者"称号。

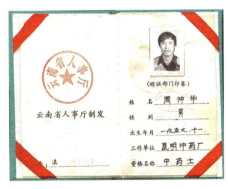

1993年5月，周仲华取得的中药士专业技术职务资格证书（周仲华藏）

1989年，周仲华担任车间技术副主任，指导药材鉴别和配方工作。2000年至2009年，在车间定期组织了上百场全面质量管理（TQC）技术培训，传授药材形性鉴别法和三种配方方法，带出了杨宏东、杨惠诚等一批配方员。目前，徒弟仍在岗生产。

①昆明市工商界私从人员登记表（昆明市药材公司，周盛阳，1961.12.1），出自《昆明市工商业联合会（昆明）药材公司私从人员登记表》（1961年），昆明市档案馆藏，档号：7-1-702。

源昌生

源昌生药庄是1937年杨继光开设的。杨继光，成都人，1937年在成都与6名友人一起做药材生意。分伙后，源昌生药庄由杨继光经营，招收四川省德阳县（今德阳市）孝泉镇的王治安等人为店员。王治安拜杨继光为师，进入药行。

源昌生药庄一向经营药材批发，多采购滇产药材。为采购方便，杨继光1948年来昆明设立源昌生分庄，地点在宝善街25号。1951年正式登记为昆明行商，1952年秋申请转入坐商。

分庄生意越做越大，营业收入很好。1952年12月，杨继光把成都源昌生药庄全部合并入昆明源昌生分庄，成都的店员全部来昆明工作。王治安随店迁入昆明。

我国过渡时期的总路线公布后，源昌生药庄接受了利用、限制、改造和国营经济的领导。政策对批发商、运销商有一定的限制，因此，源昌生药庄生意清淡，但杨继光能体会到对手工业、资本主义工商业的社会主义是要消灭剥削，以全民所有制代替私有制，对全体人民是有好处的。因此，杨继光积极缴纳了5万多元公债，还剩下生地黄、甘草等药材存货，生意平稳。[1]

1955年12月，经昆明市商业局批准，源昌生药庄并入公私合营昆明投资股份有限公司。公私合营后，源昌生药庄并入公私合营昆明市药材公司，王治安等店员一同转入公私合营昆明市药材公司。杨继光任昆明市药材公司业

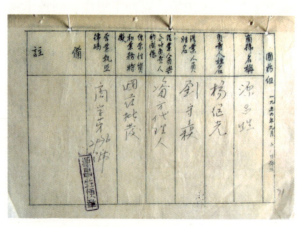

源昌生简表（昆明市档案馆藏）

①昆明市工商业联合会会员一览表（药业国药组，源昌生），出自昆明市工商业联合会《国药业会员一览表》（1955.12），昆明市档案馆，档号：7-3～31-10。

务股副股长。王治安在金碧路6号的公私合营吉盛昌分店工作，半年后调昆明市药材采购供应站，先后任加工采购股干事及副股长、人事保卫干事及副股长；王治安的爱人阮迪柳（越侨）则安排在公司下属的加工厂丸药组工作。

王治安工作认真负责，踏实肯干，交给他的任务从不讲价，能按时完成。在整风中，立场坚定；在"三反""五反"运动中，能大胆揭发，开展批驳。1958年12月25日，经昆明市药材公司党支部书记范舜、田家才两

王治安简表（昆明市药材公司档案室藏）

位同志介绍，王治安加入中国共产党。在技术革新中，他深入群众，与店员同甘共苦，圆满完成党支部下达的技术项目。接受党支部任务后，积极完成，不打折扣。1974年，王治安担任昆明市药材公司中药厂党支部书记。

1979年6月25日，经中共昆明市第一商业局党委决定，王治安任昆明市药材公司公会主席，免去昆明市药材公司中药厂党支部书记职务。

张元昆（1949年生）自幼受父亲王治安和母亲阮迪柳的影响，喜爱中医药。进入昆明中药厂，在大蜜丸车间跟随李成香、刘珍、马红玉等师傅做蜜丸。1978年，张元昆调到水丸车间，跟师傅段凤英、张世昆、刘春珍做水叠。她潜心钻研，日复一日，解决了阮氏上清丸（口咽清丸）丸粒不规整、丹栀逍遥丸药丸粘黏等难题。

2014年9月，云南省文化厅认定张元昆为第五批省级非物质文化遗产"中医传统制剂方法（昆中药传统中药制剂）"代表性传承人。2018年5月，文化和旅游部认定张元昆为第五批国家级非物质文化遗产代表性项目"中医传统制剂方法（昆中药传统中药制剂）"代表性传承人。退休后，返聘为水叠师傅，指导黄桂芳、姜秀英、阮云、沈应辉等徒弟做水叠，培养出一批接班人。

上述老药铺，群英荟萃，栉风沐雨，把中医药知识和技术一代一代传承和保护下来，并用现代科技不断创新，促进了昆明中医药事业发展，为人民健康做出了贡献。到1955年12月，昆明市国药业共有97户药铺。有资金1071405元，其中固定资金445769元，流动资金625636元（含公债）。从业人员564人，其中资方从业人员186人、职工378人。[①]制药队伍得到发展壮大。

1955年12月底，昆明市有6家中药联合诊所，共有36人，其中医生25人。

1955年1—10月，国药业的营业额为1544536元。[②]昆明中药业促进了地方经济发展，在人民心中树起了响亮的品牌。

由于药业带有一定的技术性、品牌声誉和历史传统，在公私合营时，党和政府结合商业网的分布，特别保留了有代表性的招牌。到1958年，保留的招牌有福林堂、大安集生药号、姚济药号、协盛昌、天福药号、济生药号、大安堂祺昌药号、大德药室、大安瑞记、保龄药室、仁康堂、荣安堂、吉盛昌药号、福安堂、泰安堂、炽记昌、怡泰祥、百福堂、张鸿记、云南大药房、宏济堂、福元堂、天德药号、春荣药房、民康药房、寅生堂和惠安堂，共27户。老药铺的资产技术人才等生产要素，为昆明医药发展奠定了坚实的基础。

曲焕章大药房

曲焕章大药房是曲焕章于1931年建盖的。曲焕章去世（1938年8月）后，其妻缪兰英继续经营。（曲焕章大药房，公私合营时列为新药业公会即西药业药铺，未列入国药业公会所属的公私合营昆明市中药材公司。但因1970年底昆明中药厂开始生产百宝丹散剂至今。因此，这里补充一些史事。）

①中国医药公司云南省公司、中国药材公司云南省公司：《中西药业五六年规划意见》（1955.12.30），出自昆明市商业局《关于各工商户要求公私合营的申请和批复》（1955—1958年）（第2本），昆明市档案馆藏，档号：59-1-1103。
②中国医药公司云南省公司、中国药材公司云南省公司：《中西药业五六年规划意见》（1955.12.30），出自昆明市商业局《关于各工商户要求公私合营的申请和批复》（1955—1958年）（第2本），昆明市档案馆藏，档号：59-1-1103。

1916年，云南省政府警察厅卫生所颁发"百宝丹"检验合格证书，允许公开出售。

1924年2月，云南省卫生试验所所长向昆明市政公所请示，为曲焕章颁发草科医士执照。请示说："技术员曲焕章原系专习草药，秘制各种丸散丹药，出售疗疾。请发给草科医士执照。"昆明市政公所收到后，2月21日下令："《管理医士章程》无此规定，碍难照准。兹准给予草药商执照一张，以资营业。仰该所所长即便转饬该员，照章备费贰元，到所邸领取。"7月9日，云南省卫生试验所派员代领，转交曲焕章草药商执照。

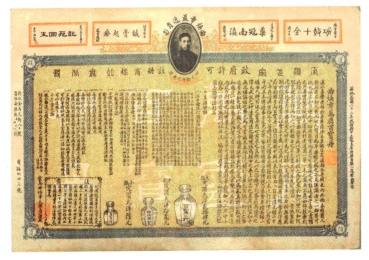

1935年，曲焕章大药房仿单（昆中药公司综合档案室藏）

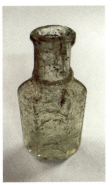

1935年，百宝丹药瓶（昆中药公司综合档案室藏）

大约于1931年，曲焕章在仿单上写下一篇《曲焕章万应百宝丹序》，向主顾介绍百宝丹。其中发明该药的缘由、救死扶伤的初心，说得明白。现转录如下。

《曲焕章万应百宝丹序》（仿单正面原文）：

滇以产药著称于世。李时珍《本草纲目》及《滇南本草》所收而外，尚未经前人发明者，不知凡几，而世人皆目为草药，轻之贱之不足邀。识者之，一盼甚可慨也。殊不知，草药之中功用非常而具不可思议之可能，远出乎吾人意想之外者，实繁有。

徒观夫边夷野老，运用一草一木之微，无不应如桴鼓，药到病除。不过彼辈惟知某药治某疾，以单行剂投之而已，至于如何变化、如何配制，彼固不得而知之，以致药力之不克尽其用，未免可惜。

鄙人昔挟医术漫游各地，深悉草药效用之神奇，为之心醉，以是愿竭生平之力，相与周旋，期于探骊得珠，贡献社会。三十载以还，无日不锐志钻研，苦心经营，所得应症方药虽多，而百宝丹一种自开辟中国以来只有鄙人。自前清光绪二十七八年，存心济世，格外下苦，钻心研究，精益求精。发明以来，流行于世，已历有年，并未传授弟子及儿女等辈。俟有德者，方能传授。

乃系荟萃精英归一炉，治九转百炼之灵丹，应世需求之良剂也。以之治疗下列各症，其功用之伟大，收效之神远及用法之简便，诚药类中的无上妙品也。且其性质和平，无功补偏枯之弊，尤为可贵。迩来名驰远近，销行日广，大有供不给求之势。

近有无耻之徒，不顾人民生命，只图渔中取利之见，以伪乱真。特于瓶口附加药片一种，系属天然物质，以资保护药品能历久不变，与丹药同一用途而效力则过之。非有重大之病患不可遽服。此片计每大瓶加入二片，中小瓶各一片，用资识别，以杜弊混。赐顾诸君，幸垂察焉。

兹将主治功效及服用忌物方法列左

△主治功用

（一）治刀枪跌打诸创伤。以上各伤，除心腹两部中伤不能医治外，无论何部中伤，一服此丹，立即奏效。受伤者即筋断骨折，服此丹三日能自行接合如故。痊愈后无复发及残废之虞。受伤者如昏迷谵语，痛苦难禁，服此丹后自能清醒痛止。受伤者烦渴不了，服药后，即口润津生。若血出不止，或血忍不出，此丹有逐瘀生新之功，服下其血立止。受伤者若伤部含血肿痛，服下此丹即可消释。受伤者若精神萎顿，脾胃虚弱，服此丹后，自能神健思食。如在火线上受伤不能行动者，立将此丹服下，最能止血止痛，精神刚健，即可争战。又受伤者不省人事及齿舌咬紧，须将牙齿揭开，此药灌进，使其药性自下，便能急速神效，有起死回生之妙。如好人精神萎烦，血气虚弱者，宜常服之，遂能补气补血，莫与比伦。

（二）治各种痨瘵。不论男妇老幼，远年近日，何种痨瘵，专服此丹，勿虑不痊。

（三）治妇科一切血症。如月经不调，经痛经闭，产后恶露不尽及血晕血崩、白带血胀等症，服之无不见效。

（四）治各种毒疮。照下服用方法分别治之。

（五）治各种危急痧症。不论何种痧症，服此丹，无不立愈。如危急者，可以加倍服之。

（六）治咽喉肿痛。服此丹即肿消痛止。

△服用方法

（一）刀枪跌打诸伤。论轻重出血者，用开水调服。若筋断骨折，含血肿痛与未出血者，用清酒调服。

（二）重开百宝丹宜减半服用，三升百宝丹又减半服用。

（三）各种无名中毒，亦可服用。

（四）妇科各症通用，清湿调服。

（五）各种痧症及咽喉肿痛皆以滚水调服。

（六）毒疮初起，内服五厘，以少许用酒擦患处即愈。如已出头，只须内服其余。可治之病甚多，不及详载。

（七）不论何症，每服均以五厘为度。如病重及身体强健，可酌量增加。然至多不得过一倍。初服后，若觉畅适，可以连服多次。

每小瓶宜作十次服用，中瓶作二十余次服用，大瓶宜作四十余次服用。

△忌食之物

此药经多方研究服后一日内只忌食蚕豆及鱼类。其他概不禁忌。

云南曲焕章大药房敬启

总发行云南昆明金碧路四二四号

1938年1月又补序一则。

《百宝丹补叙》（仿单背面原文）：

窃此丹问世以还，垂兹四十余年，探造化之妙用，操生死之玄机，活人无算，实越其名。近有无耻之徒，仿造弋利，虽经缉究，终难绝源，医士为济世利人计，乃于民国二十七年一月一日将此单另行改善以便顾客易于识别。

兹再补叙者，查此丹之功效，除单中所举外，更能治久年不愈之胃病。照单中所载之数量服用，则病立瘳。若阵中将士如遇弹穿腹部及胸部者，立服此丹，亦能应战不倦。如一切危急之症，勿论清酒及泉水生水，均可服用，愈速愈妙，只须一分钟即可奏效。如以健康之人试服，则饮食倍增，是以循单责效，如操左券。与其他伪药则大相迥异也。特此声明。新赐顾诸君留意焉。

仿单的内容，随时间而有所增加，但这两则短序，持续十余年，一直未变。最初在1931年之前，仿单为毛笔书写。1931年，于仿单上加添匾额两道。1933年，又加添匾额两道。1935年，在曲焕章肖像下特加"四十余年之老牌"7字，主治功效格内加添26字，使意思更加真切。

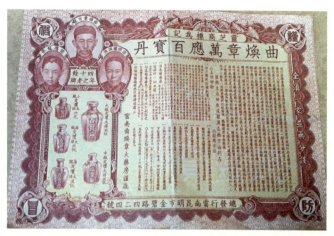

曲焕章去世后，缪兰英于1941年改用新的仿单，仿单由香港唯一凸凹版印刷所承印，铅字印刷，其中两篇短序未变。

1941年，曲焕章大药房仿单正面（昆中药公司综合档案室藏）

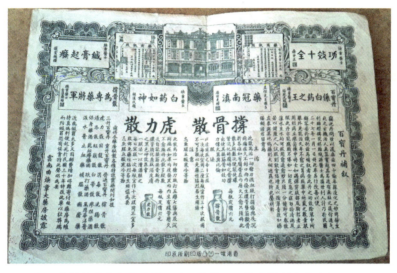

1941年，曲焕章大药房仿单背面（昆中药公司综合档案室藏）

1947年，曲焕章大药房在昆明市商会药商业同业公会会员登记表上继续登记在册①。此时，缪兰英为曲焕章大药房的主体人或经理人。据该表，缪兰英为通海人，初中文化，当时45岁；曲焕章大药房的地址在金碧路424号（后拆除，今金碧广场）；经营种类为百宝丹散剂，包括曲焕章万应百宝丹、撑骨散、虎力散等数个品种；注册资金为100万元，独资。

曲家还有另一分支——曲焕章父子大药房。

曲焕章父子大药房是曲焕章的长子曲万增开设的。曲万增是曲焕章与原配夫人李慧英之长子，自幼在家乡通海读小学，十三四岁随同父亲曲焕章在迤西一带学习伤科医疗，入山采药，配制药品十余年。曲焕章逝世后，曲万增即自行配制百宝丹等成药，营业至1955年12月，前后20年②。

1946年7月24日，曲万增到云南省会警察局申请零售药商医药登记证。最初，牌号的名字未定，登记时，经办人陈朝靓先填写"曲焕章老药房曲

---

①昆明市商会药商业同业公会会员登记表（曲焕章大药房），出自昆明市工商业联合会《国药业会员登记》（1947年），昆明市档案馆藏，档号：32-30-190。

②昆明市工商业联合会会员登记表（药业国药组，曲焕章大药房），出自昆明市工商业联合会《国药业会员一览表》（1955年），昆明市档案馆藏，档号：7-3-31-10。

万增发行所"的牌号，填后，又改成"曲焕章长子曲万增大药房"，但仍然未定下来。直到次年4月，印制仿单时，才称"曲焕章父子大药房"。

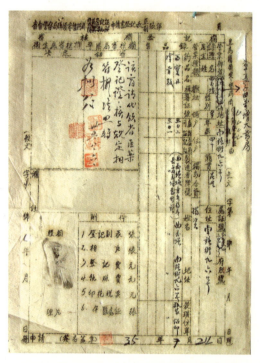

1946年，曲焕章父子大药房医药登记证申请表（昆明市档案馆藏）

这时，曲焕章父子大药房经营的药品有百宝丹、撑骨散两种。地址在昆明南强街95～96号（后移至111号）。装具为瓶装，仿单为铅印。

经过云南省会警察局初审后，报云南省卫生处处长缪安成签署，颁发给曲万增"医药登记证"一张，准许经营。

1947年4月，曲焕章父子大药房印制仿单，把长子曲万增近影与曲焕章遗像同时登载其上。仿单上，也称"万应百宝丹"，也刊有曲焕章原来的序言和补叙两则，内容有所改变。曲焕章父子大药房的印制仿单与曲焕章大药

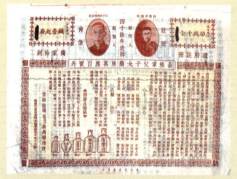

1947年，曲焕章父子大药房仿单正面（昆明市档案馆藏）

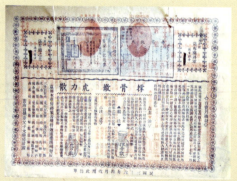

1947年，曲焕章父子大药房仿单背面（昆明市档案馆藏）

房的仿单，既有继承又有区别。曲万增的百宝丹，业内习惯称为"曲焕章父子百宝丹"。

昆明解放后，曲焕章父子药房及其曲焕章父子百宝丹，遵照法令在昆明市人民政府卫生局申请登记，领取营业执照，继续经营。曲万增与妻子李莲芝、长子曲之盛一起经营药房。李莲芝为江川县赵官村人，年轻时在家种田和织布，结婚后在店内管理原料、成品，帮助制药、包药等。曲之盛在店内照应营业事务。曲焕章父子大药房维持着全家8口人的生活。

1955年2月，昆明市人民政府卫生局组织中医药专家及昆明制药厂的技术人员对昆明所有的制药商生产的各种白药做检查、审核。昆明制药厂协同云南白药继承人缪兰英，整理生产白药所需的药材名录，并采集标本，对各种药的产地、功效做鉴定。1955年10月，昆明市人民政府工业局将曲焕章大药房及全部资产作价划归昆明制药厂，曲焕章大药房所欠7000多元债务亦由药厂帮助偿还，白药所需药材原料归口收购。昆明制药厂对白药商标、标签、药瓶进行了清理统一。1955年11月，缪兰英在中国共产党和人民政府政策的感召下，自愿献出白药秘方，由昆明制药厂正式生产，缪兰英任药厂技师，并由药厂技师王典五、技术员赵敬祖、工人李清华协助工作，原曲焕章大药房的工人和他的儿子曲嘉瑞、女儿曲竹林收进药厂工作[1]。

1956年1月27日，昆明市人民政府卫生局发文批准将原"曲焕章万应百宝丹"改名为"云南白药"，而"曲焕章父子百宝丹"继续称"百宝丹"。

1970年12月，昆明市人民政府卫生局批准百宝丹由昆明市中药制药厂生产。该厂副厂长李应楠和昆明市药材公司李玉章从昆明制药厂带回百宝丹方子，筹建百宝丹车间。安排退伍军人张伦为百宝丹车间主任，李文美和戴丽珠专管处方，单独配药。工人龙江、李昌明、廖铁成、李明芬和林凤英等人参加生产百宝丹。

当时车间工人的工作热情很高，晚饭后到厂集中学习1个小时，或者

---

[1]《云南省志·医药志》编纂委员会：《云南省志·卷七十·医药志》，云南人民出版社，1995，第172页。

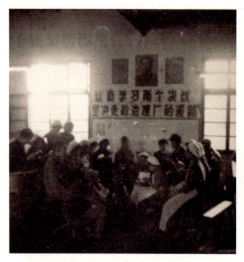

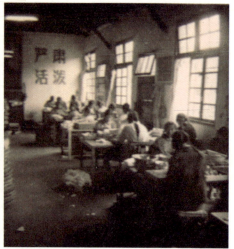

1971年，工人下班后集中学习1个小时的情景（彭云波摄）

1971年，百宝丹车间（彭云波摄）

加班2个小时生产百宝丹。那时无加班工资，每人有5角钱的夜班费。1971年开始，对百宝丹车间的员工发放补助，每人每月发给少量白糖、肉、香油，作为奖励。

　　百宝丹车间建立后，百宝丹由昆明市医药公司和云南省医药公司销售

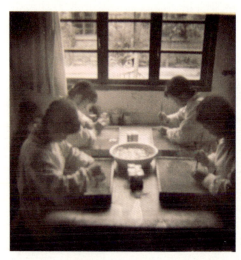

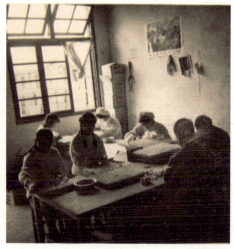

1971年，百宝丹工人在插棉球（彭云波摄）

1971年，百宝丹工人在装保险子，插瓶签（彭云波摄）

到东北三省，销量很好。昆明市中药制药厂的效益也大为好转。上级单位昆明市药材公司党委书记李鸿昌说："百宝丹车间是中药厂的舀饭勺"，称赞车间的功劳。百宝丹车间全体职工，于1973年度在昆明市药材公司组织的社会主义劳动竞赛中获得先进集体称号，公司颁发了锦旗。张伦和工人们手持锦旗合影留念，很是自豪。

当时百宝丹车间有80多人，每年生产的指标是300万瓶，半年就完成了，又继续生产，一年共计生产500万～600万瓶。

1973年5月1日，昆明市商业局所属的昆明市药材公司、昆明百货大楼等单位选出代表，参加昆明市第九届先进代表大会。百宝丹车间

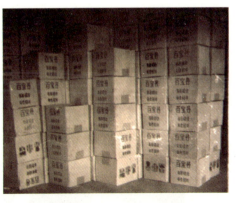

1971年，百宝丹成品（彭云波摄）

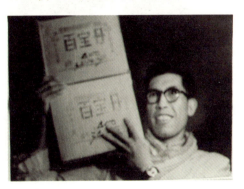

1972年，百宝丹车间主任张伦举起百宝丹（彭云波摄）

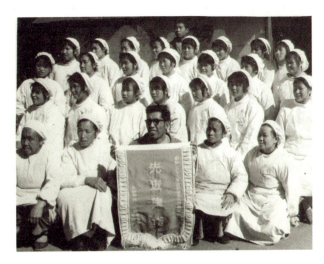

1973年，百宝丹车间主任张伦与全车间先进职工合影（彭云波摄）

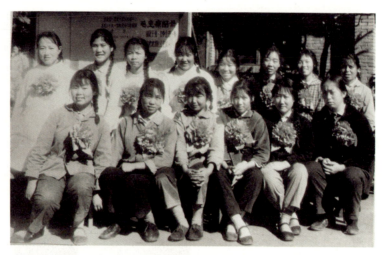

1973年，百宝丹车间先进职工合影（彭云波摄）

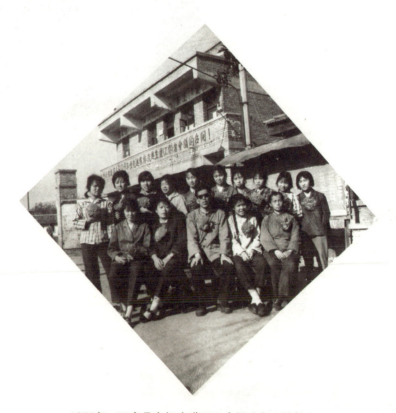

1976年，百宝丹车间先进职工合影（彭云波摄）

主任张伦作为集体代表，师尚钟作为代表，参会并受到表彰。

国家实行药品生产批准文号制度后，云南省卫生厅于1981年12月1日批准昆明市中药厂生产百宝丹（散剂，玻璃瓶装），批准文号：滇卫药准字（82）3～080。

1985年3月25日，曲焕章的儿子曲嘉瑞担任昆明市中药制药厂的厂长兼总工程师，指导生产百宝丹。此前，曲嘉瑞任云南白药厂副厂长。1986年2月25日，曲嘉瑞离任昆明市中药制药厂的厂长兼总工程师，前往福建三明市搞合作厂。

药学人员制定了百宝丹的工艺规程，使百宝丹的质量更加稳定。在散剂基础上，又改剂型研制出百宝丹胶囊和百宝丹搽剂，使用更加方便。1996年5月20日，百宝丹胶囊首次获得云南省卫生厅的批准文件，昆明中药厂取得批准文号，生产百宝丹胶囊。1996年5月23日，百宝丹搽剂经云南省卫生厅批准，昆明中药厂首次获得药品生产批准文号，生产百宝丹搽剂。这样，百宝丹的剂型更加丰富，适应性更广了。

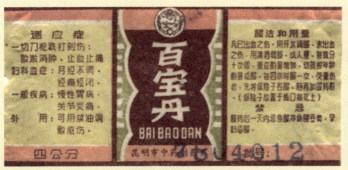

1978年，百宝丹瓶签（昆中药公司综合档案室藏）

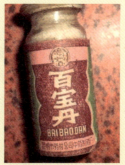

1978年，百宝丹药瓶（昆中药公司综合档案室藏）

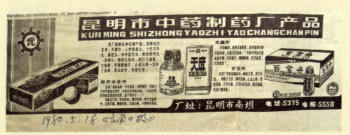

1980年，百宝丹在《云南日报》的介绍

第六章 勤勉文化——艰苦奋斗的发展历程

昆中药六百多年的传承史，就是祖国传统中医药的发展史！

自从1956年10月福林堂经理李炳然提出机械化建议后，昆中药机械制造史开始。经过萌芽（1957年）、自制土设备（1958年至1972年）、改善设备（1973年至1976年）、"八五"技术改造与扩建（1991年至1995年）、GMP认证改造（2000年至2019年）、智能制造（2020年以后）等几个时期，持续不断地努力，"昆中药传统中药制剂"从手工工业发展到机械智能制造，工业化、机械化、现代化程度越来越高。这里以自制土设备和改善设备时期来说明昆中药公司艰苦奋斗的过程。

自制土设备

1958年，在"鼓足干劲，力争上游，多快好省地建设社会主义"的总路线指引下，昆明市药材采购供应站加工厂（自1958年4月3日起称此名）大搞技术革新，发挥敢想敢做的共产主义风格，苦干、硬干加巧干，自制土设备，改革生产工具，取得了新的成果。以1959年为例，加工厂自制了电动丸药水叠机、筛药机，变稻草木箱制神曲为竹箩草席制神曲，改进大蜜丸制作工艺，大大提高了劳动生产率。

自制了电动丸药水叠机，把原来用簸箕手工泛丸，改变为机器带动铁锅泛丸，极大地节省了人力。零件是切药机上损坏而拆下来再利用的；弹子盘是从电碾机上卸下来的规格变化而改制成的。变废为宝，节省了物资。改制后，电动丸药水叠机能每人日产80千克丸药。与原来的簸箕叠丸相比，增加了约4倍。

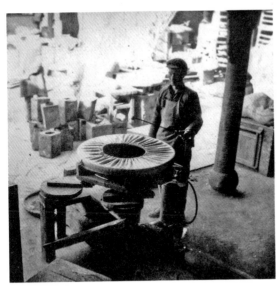

1959年，杨立志（原保龄药室）开动自制的电动丸药水叠机（制加味逍遥丸）

过去筛药料是人工用竹筛子筛，每日每人筛药料只有70千克。职工自制出筛药机后，用它筛药料，每人每日可筛300千克，大大降低了人力劳动强度，产量提高了4倍。

制神曲需发酵，过去发酵是用稻草和木箱来发酵。后来缺乏稻草和木箱，职工就改用进货剩下的竹笋和草席，在车间内发酵，结果质量良好。

缩短工艺。例如，丸药的头道工序——大案操作，原来用老办法，每次蜜块由和药起，人工用木杆捍压7次，加蜜7次，前后需15天才能制成，交给小案做丸粒、装盒、贴签，原料消耗也很大。改进工艺后，边和药边蒸，岔边下桶，仅仅加蜜2次就足够了，缩短了操作过程，只需5天就完成大案操作，减少了一半的劳动量。

当时电力紧张，经常停电。在此情况下，职工们开动脑筋，把刨药机的电动部分加上设备，用人工推动，继续刨药。人人动手，提高生产。

过去，铡药机把药片铡出来后堆在一堆，而晾晒时又要2人撮起来装进竹笋内，耗时半天。改进工序后，铡药机铡出药片后，直接用竹笋接着，减少了撮装环节，节约了2个劳动力，提高了晾晒的效率。同时，执行了交接班制，将机器情况告知下一班的职工，以防止发生零件损失等情况，减少了修配物料。

厉行节约。当时，每当包装紧张时，职工就把零碎的麻布拿到厂外找工缝补。运输紧张时，职工自己推车送货，不等不靠，及时入库，整齐堆码。酊剂车间原用一班需4人，职工们改为一班2人工作，照样能顺利完成任务。

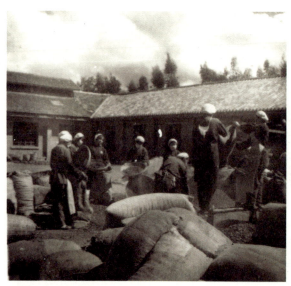

1970年，配药班在小晒场（现职工食堂后）收拾晾晒后的药材（彭云波摄）

经过技术革新，昆明市药材采购供应站加工厂很好地完成了国家下达的生产任务。到1959年12月，昆明市药材采购供应站加工厂全年完成生产总产值2252000元，完成任务的102.36%；完成劳动量14070个，完成任务的116.7%；实现利润69000元，完成任务的67.3%。①

中国药材公司云南省昆明市公司药材加工厂（自1959年7月1日起称此名，简称昆明市药材公司加工厂②）贯彻"勤俭办企业，勤俭办一切事业"的方针，降低成本，提高产品质量。到1962年底，昆明市药材公司加工厂有120人，其中厂长室3人、记账业务调拨5人、咀片车间41人、丸药车间59人、酊剂车间12人③。

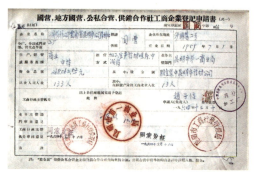

1964年，企业登记申请书（昆明市档案馆藏）

①《昆明市药材采购供应站加工厂1959年总结》（1959.12.27），出自昆明市商业局《总结经验交流》（1959.10.25—1960.12.24），昆明市档案馆藏，档号：56-1-1490。

②国营、地方国营、公私合营、供销合作社工商企业登记申请书（国商字第066号），出自昆明市第一商业局合作科《局属各商业公司工商企业申请登记表》（1964年），昆明市档案馆藏，档号：56-1-1580。

③《昆明市药材公司现有机构人员情况和今后意见》（1962.3.29），出自昆明市商业局《局属各商业公司》（1962.1—12），昆明市档案馆藏，档号：56-1-698。

1967年底，昆明市中药制药厂购进蜜丸机，蜜丸生产开始采用机械生产，减轻了劳动强度，提高了质量和效率。1972年，工人依样画葫芦，自制了一台蜜丸机。

1968年10月，成立片剂试制小组。1969年，试制中药浸膏片获得成功，同年8月以33冲压片机正式生产中药片剂，制成第一批银翘解毒片。同时，铁皮烟囱的锅炉房建成，可供给蒸汽煮浸膏。1970年，片剂生产逐步走上正轨，当年即为市场提供银翘解毒片54万瓶、通宣理肺片35万瓶，共生产片剂712万片。昆明市药材公司加工厂成为云南省第一家生产中成药片剂的中药厂①。

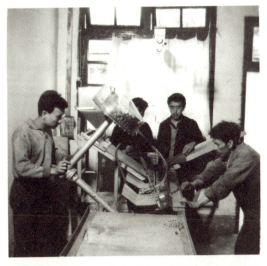

1972年，机修工马培志（右二）等在自制蜜丸机（冯家让摄）

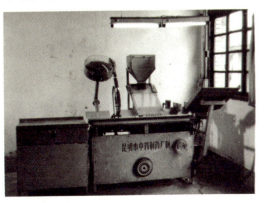

1972年，昆明市中药制药厂自制的蜜丸机（彭云波摄）

进罐出渣

据张元昆回忆，1968年土法上马，李正文等人自制提取罐，蒸煮药液，供浓缩为浸膏使用。提取罐一人多高，罐底盘有曲折的铜管，铜管内通着蒸汽，靠铜管发热来煮药材。药材倒进罐内，添入水，一起蒸煮。每次煮后，药液放出，而底盘的铜管时常粘黏着药渣，这时，罐内还冒着热气，刘珍、张元昆等工人不怕热不

---

① 《云南省志·医药志》编纂委员会：《云南省志·卷七十·医药志》，云南人民出版社，1995，第183页。

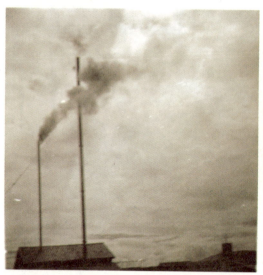

1970年建成的第一座锅炉房配套的铁皮烟囱
（1977年拆除，现制剂大楼处）

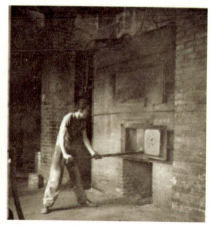

1972年，昆明市中药制药厂工人正在
烧锅炉（1977年拆除，现制剂大楼
处，彭云波摄）

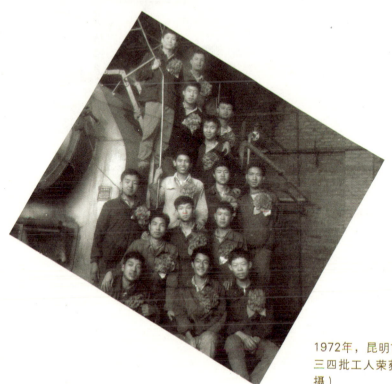

1972年，昆明市中药制药厂锅炉房第
三四批工人荣获先进班合影（彭云波
摄）

怕苦，奋不顾身地跳进提取罐内，用手扣下黏渣，或用刷子刷下粘在铜管上的碎渣。清理后继续蒸煮。

自制提取罐是昆明中药史上一次重大的技术革新。药渣分离，产出了药液，为下一步制浸膏准备了半成品，开创了昆明中药厂生产片剂的第一道工序。同年8月，第一批银翘解毒片就这样诞生了。

这些老式的提取罐，于

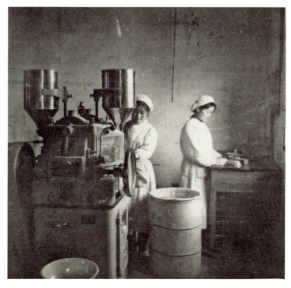

1972年，片剂组工人李玉珍（左）与张凤英在压片（彭云波摄）

1973年被搪瓷夹层罐代替，不再用人工出渣，但自力更生、艰苦奋斗的精神却传了下来。

干部下基层劳动

当时实施干部到基层劳动，带头劳动，带头创新。加工厂当时隶属于昆明市药材公司，公司党支部书记陈贵芳号召职工"人人动脑筋，事事都

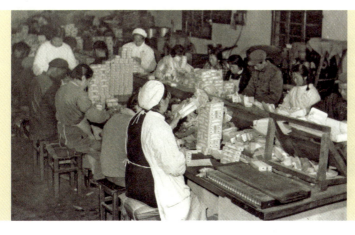

1972年，百宝丹车间职工（右起：赵聪、殷丽华）在包药（冯家让摄）

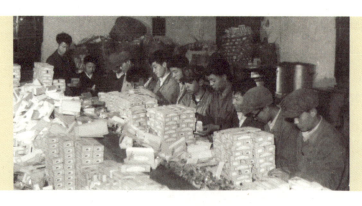

1972年，行政人员下车间劳动，包药（冯家让摄）

革新！"。副经理李鸿昌进厂，带领机修组，自制土设备。

煮提罐上写着生产口号："独立自主，自力更生，解放思想，打破迷信，团结奋斗。彻底批判爬行主义洋奴哲学。"

经过1970年至1973年共3年的努力，铁皮烟囱、药材粉碎机、搪瓷浓缩盆、自制提取罐、加温糖衣锅等一批先进机器设备投入使用。自制土设备前所未有地提高了加工厂的机械化程度。此后，技术革新的精神一直沿袭了下来。

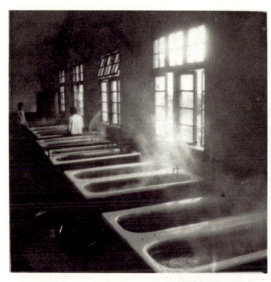

1971年自制的搪瓷浓缩盆（彭云波摄）

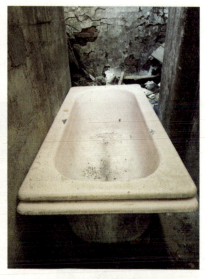

1971年自制的煮锅遗件搪瓷浴缸（杨祝庆2018年摄）

1969年使用的昆明市机床维修站制造C618K-1车床（杨祝庆2018年摄）

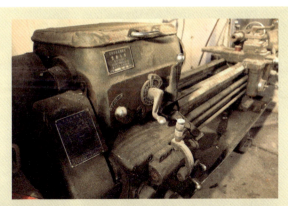

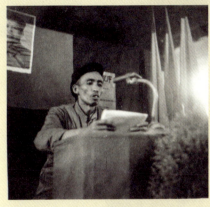

1972年，党支部书记陈贵芳在讲话（昆中药公司综合档案室藏）

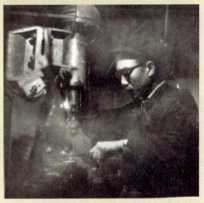

1972年，副经理李鸿昌带头赶制土设备（昆中药公司综合档案室藏）

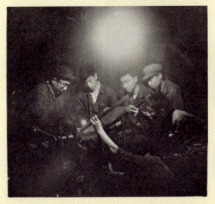

1972年，李鸿昌（左一）带领机修组在赶制土设备（昆中药综合档案室藏）

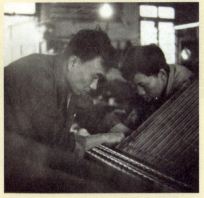

1972年，机修组范维华和刘礼志在赶制土设备（昆中药综合档案室藏）

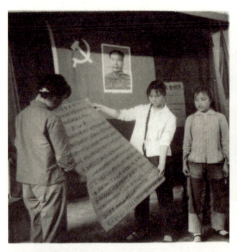

1972年，团委书记马乳燕等青年在表决心（彭云波摄）

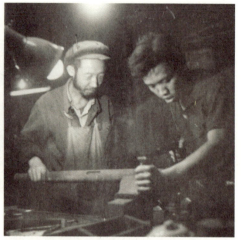

1972年，杨寿山（左一，大安堂后代）与刘礼志在制新设备（彭云波摄）

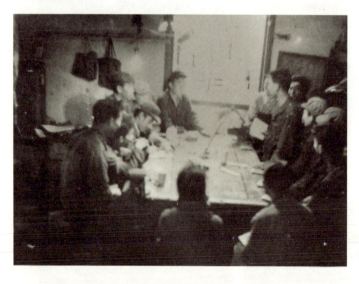

1972年，工人在开改进会（彭云波摄）

　　勤俭节约，自制设备的措施，一直实施到1973年为止。1973年，国务院转发了国家计委、商业部《关于改进中成药质量的报告》（国发〔1973〕121号）文件，要求改善设备，提高中成药质量。云南省人民政府拨款180万元用于新建片剂车间、煮提车间和糖浆生产大楼并增添设备。1976年末，片剂、糖浆车间建成投产，机械化生产翻开了新的一页。

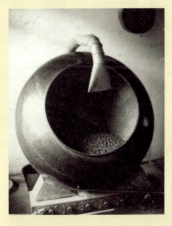

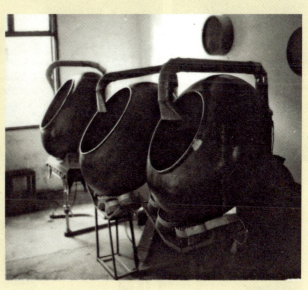

1972年，糖衣锅倾斜放置并电炉加温，用于上糖衣（彭云波摄）

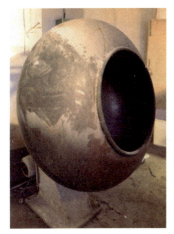

1972年使用的铜制糖衣锅（杨祝庆2018年摄）

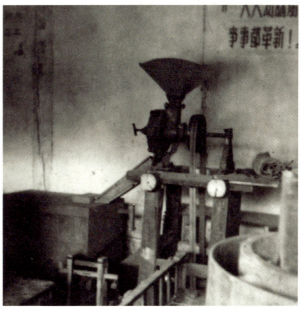

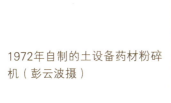

1972年自制的土设备药材粉碎机（彭云波摄）

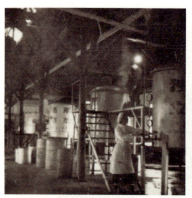

1972年，煮提工段（彭云波摄）

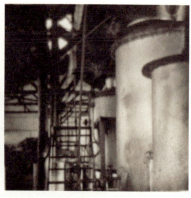

1972年，提取罐（彭云波摄）

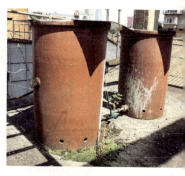

1973年购置的药酒贮桶泡缸
（杨祝庆2018年摄）

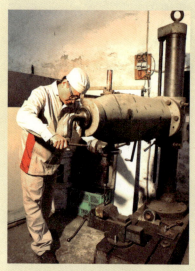

1974年启用的摇摆钻床，车工杨春
贵在车零件（杨祝庆2018年摄）

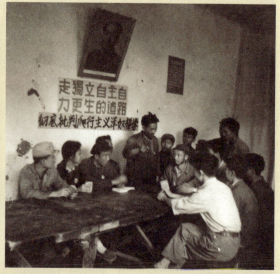

1976年4月，工人在开技术革新会（内坐着杨寿山）
（彭云波摄）

昆中药极简史

明代初年，皇帝朱元璋派义子沐英入滇，中国传统医药随二三十万大军进入云南。1381年，随军军医朱双美在昆明开设"朱双美号"，昆中药最早的起源店"朱双美号"肇启于世。

1826年，昆中药人采云南之道地药材，启《滇南本草》之配方，秉承"大药厚德，恫瘝在抱"之使命，"前店铺、后作坊"，以"体德堂"等为号，精工修合出了一批精品中药。郑氏女金丹、再造丸、糊药等已是当时的"驰名产品"。

清康熙年间（1654—1722年），昆明阮氏制售阮氏上清丸，郑氏制售郑氏女金丹，手工制药业从农业和商业中逐步分离出来。

清咸丰、同治、光绪年间，昆中药各老号先后推出了清肺化痰丸、感冒疏（苏）风丸、舒肝散、天麻（祛风）丸、金花（消痤）丸等特色产品，这些产品因疗效确切而广为使用，传承至今。

光绪丁亥仲冬，知名医师管浚重订《滇南本草》，由昆明务本堂名工，刊刻成传本，共载药458种。此后，昆中药各老号均以此本为范，因此说，此《滇南本草》实为昆中药最早的"药典"。

1907年，由22味中药配制的翟玉六止咳丸问世，并名噪全国。止咳丸由清代光绪年间云南知名医师翟玉六在家传秘方基础上创制而成，由此后昆中药公司生产。

1916年，云南省政府警察厅卫生所颁发百宝丹检验合格证书，允许公开出售。百宝丹由知名医师曲焕章所创制，后发展成为百宝丹胶囊、百宝丹搽剂等名品。曲焕章之子曲嘉瑞后来曾出任昆中药厂长。

1922年，由昆中药公司生产的桑菊银翘散在昆明问世，该产品由云南知名医师姚印轩创制，素有"东方盘尼西林"的美誉。

昆中药人严守"精工修合丸散膏丹，遵法炮制生熟饮片"的制药信念，谨遵"信、德、义"的商业信条，诚信经营，经久弥坚。

1956年，国家对工商业实行全行业公私合营。整个昆明中药材全行业（当时含中药制药业）的82家"前店铺、后作坊"合并为公私合营昆明市中药材加工厂。昆中药从此走上整合发展、规范管理之路。整合后的昆中药实现大发展，成为"中央商业部"直管的"大型企业"，1957年即实现产值155万元，员工229人。

1987年1月10日，昆明市工商行政管理局核准将"昆明市中药制药厂"更名为"昆明中药厂",乘改革开放的东风,各项事业蓬勃发展。止咳丸、舒肝颗粒、感冒消炎片、清肺化痰丸、参苓健脾胃颗粒、天麻祛风补片等产品畅销全国,并出口创汇。

2000年8月23日,昆明市工商行政管理局登记核准,将"昆明中药厂"变更为"昆明中药厂有限公司"。这一年昆中药公司实现销售1亿元,上缴利税1700万元。2003年,云南省国有医药企业实现大整合,昆中药公司加盟昆药集团,成为昆药集团旗下的核心中成药制造企业。

2020年1月3日,昆中药公司在马金铺新厂区举行投产开工仪式,新建的制剂车间正式开工。从此,昆中药公司进入智能制造的新阶段。

昆中药公司业绩

昆中药公司是我国中医药行业中的标杆型企业,代表了先进中药企业的发展水平。

640多年来,栉风沐雨,春华秋实,一代又一代的昆中药人坚守"毋减毋糙修精品,勤心勤力志康宁"的厂训和企业精神,艰苦奋斗,不断进取,积极求索,稳步发展,取得了令人注目的成就。

如今的昆中药公司已发展成为"中华老字号"企业、国家级非物质文化遗产保护单位、中国质量诚信企业、国家知识产权优势企业、国家高新技术企业、博士后科研工作站、云南省企业技术中心、云南十大历史品牌、纳税大户等。

截至2021年12月,昆中药公司有生产基地4个,分别是南坝基地,占地40亩[①];呈贡生产、培训基地,占地80亩;马金铺新基地,占地172亩;科医路办公基地。

公司拥有片剂、丸剂、颗粒剂、胶囊剂、散剂、糖浆剂、搽剂、酒剂、煎膏剂、合剂以及中药饮片等现代化生产线,并全部通过国家GMP认证。

昆中药公司从20世纪80年代起就开始推行全面质量管理,近年来引进"卓越绩效管理体系"、实施"精品"战略,先后有32个质量管理小组

---

① 1亩≈667平方米。

被省、部级以上单位评为优秀或先进QC小组，拥有省级企业技术中心称号，并荣获昆明市第五届市长质量奖。"精品昆中药"已成为无数老百姓的口碑。

昆中药公司十分重视产品研发和深度开发工作，于1990年2月成立了中药研究所，迈出中成药现代化的重要一步。中药研究所先后承担国家、省、市科技项目数十项，研发项目多次获得省、市科技进步奖，重点产品舒肝颗粒预防乳腺癌、癌前病变的科研项目入选国家自然科学基金科研课题。

2017年以来，昆中药公司紧密围绕"聚焦中成药，拓展大健康"的企业定位，积极实施营销战略创新，聚焦黄金战略、KA战略、昆中盟战略、昆仑战略"四大核心战略"，并全力搭建营销、生产、大健康、电商"四个核心平台"，竭力精耕细作医药市场。昆中药公司专业营销人员已发展到300多名，公司产品一直享誉全国，舒肝颗粒、清肺化痰丸、止咳丸、天麻祛风补片等产品市场在广东、河南、湖南等省不断扩大。

昆中药公司注重公共环境建设，积极参与各项公益和社会事业，面对各种灾情、困难，昆中药人都毫不犹豫地伸手援助，积极捐赠。近年来，累计各项捐赠数百万元，充分彰显了昆中药公司博大的爱心和强烈的社会责任感。

2020年12月，昆中药公司提出了以肇启年份命名的"1381战略"："十四五"时期（2021—2025年），昆中药公司发展包含1个目标、3大战略、8大能力和1个使命。具体是，企业营业收入从2020年起五年达到30亿元；实施一体化组合战略、差异化竞争战略和扩张型增长战略，增强品牌运作、产品推广、供应保障、市场营销、组织发展、财务支撑、数字运营、风险控制八项能力，从而实现"大药厚德，恫瘝在抱"的企业使命。

目前，昆中药公司正在抓紧实施"1381战略"，从云南地方品牌向着全国"老字号一流品牌"企业的目标阔步前进。我们相信，一个历史悠久、文化底蕴深厚的"中华老字号"企业、"中国非物质文化遗产"保护单位、"国家知识产权优势企业"，必将铸就新的辉煌。

第七章 健康文化——"舒清养"治未病的理念和方法

不治已病治未病

中医自古就有"下医治大病，中医治有病，上医治未病"的说法。东汉末年，华佗医术高超，名闻天下，可华佗说：他的大哥和二哥才是最高明的医生，一个是治未病的，另一个是治小病的；他治大病，只是下医而已。未病先防，那才是最高明的。

疾病有一个从小到大，从轻微到有症状，再到严重、危急，逐渐发展变化的过程。如火灾一样，防患于未然或防微杜渐，是健康的精妙之处。

医师药师多长寿

昆明中医药行业长寿老人居多。民国时期和中华人民共和国成立以来，医师药师长寿者都不少。民国时期，很多药铺的主体人是长寿翁。据1949年昆明市国药商业同业公会造具全体会员请领商业执照表记载：保和堂店主张星阶，昆明人，1914年在正义路218号租房开店，手工制药，到1949年会员登记时，张星阶82岁。其他药铺店主60岁以上的有：同仁药房的王海霖70岁，太和堂的郎蔚卿66岁，其他如全安堂成记的高敬轩、体德堂的郑小臣、有以堂的蔡直斋、万春堂的周廉臣、怡泰祥的郭曰之等，都是60岁或60岁以上[1]。

①昆明市国药业商业同业公会造具全体会员请领商业执照表（1949年），出自昆明市工商业联合国《药业会员名册》（1950年），昆明市档案馆藏，档号：7-3~31-21。

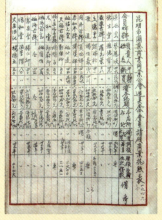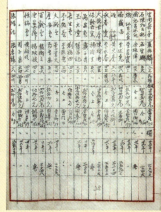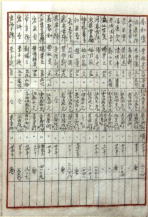

1949年昆明国药业主体人表　1949年昆明国药业主体人表次页（昆明市档案馆藏）
（昆明市档案馆藏）

当时国民平均预期寿命为35岁。能活过花甲之年、古稀之年的是异常稀少的。但医师药师长寿者较多，这与他们平时注意健康是分不开的。

中华人民共和国成立后，医师药师长寿老人又有所增加。到1985年12月，昆明市药材公司取得老药工（从事医药工作满30年以上）荣誉证书的，不少年龄在70~80岁，有的90岁以上。据昆明市药材公司经理杨铁舟回忆：昆明中医药行业退休职工中80~90岁的确实有不少人，业外人称赞你们是寿星聚集的行业。

"笑一笑，十年少"，在药工生产生活中时常可见。生活再艰苦，心态依然热乎乎的。20世纪60、70年代，物资紧缺，生活艰苦，但药工脸上仍然洋溢着微笑。乐观、积极，不为困难所吓倒，对生活充满希望，充满阳光，如同

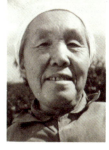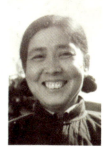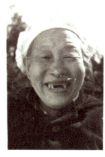

1972年，微笑的药工杨莲芳、陈玉菊、杜美兰（自左至右）
（昆中药公司综合档案室藏）

那首歌唱的："人有那志气永不老，你看那白发的婆婆，挺起那腰板也像十七八！"那扑面而来的草根的芬芳，敬业爱岗、斗志昂扬的风貌，正是健康生活中的美好底色。

识药性、懂药理

长寿的一个秘诀是医师药师懂药性药理。昆明中医药行业的药师药工常年跟医药打交道，耳濡目染，都不同程度地掌握了许多实用的医药知识，学会不少中药药性、配伍和归经的理论和方法。药性药理知识是预防疾病的基础。

"中医传统制剂方法（昆中药传统中药制剂）"不仅是治病的药物，而且有些也是防病强身的方法。中医有"谨察阴阳，以平为期""治病必求于本""治求其属"以及整体治疗、标本缓急、三因制宜等理论。根据这些理论，又有未病先防、培养正气、温运中气、异病同治等治疗方法。在这些理论和方法的指导下，云南中医师药师根据本地地理和气候特点，创造了有针对性的许多药方如舒肝散（颗粒）、清肺化痰丸、止咳丸、归脾丸、参苓健脾胃颗粒、补中益气丸等代表方。这些制剂有的舒肝理气，有的清肺化痰，有的养补肝血，有的补脾健胃，有的补中益气等。假如能辨证施治，对症下药，便防患于未然，将疾病消灭在萌芽状态，杜绝其蔓延，养成卫生文明的生活习惯，就能增强免疫力，强身健体。

舒肝理气 舒肝理气是中医药的一个重要流派。经过长期的临床实践，云南舒肝理气的体系逐步建立，并走向分化，理法方药日益健全。

宋代《太平惠民和剂局方》逍遥散，用柴胡、当归等药料配伍，对妇女肝郁气滞引起的两胁作痛往往能奏效，在太医院内外广为流传。

明代初年，云南著名医学家兰茂极其重视民间香附的运用。在《滇南本草》里，兰茂以逍遥汤或逍遥散加味，治疗妇女多郁、好怒、背疼、胁疼等症，非常灵验。兰茂的同乡管暄和管濬继承兰茂医学，在昆明和杨林开设万春堂诊所制售加味逍遥汤，其中加入香附等药味，药到病除，为人称道。

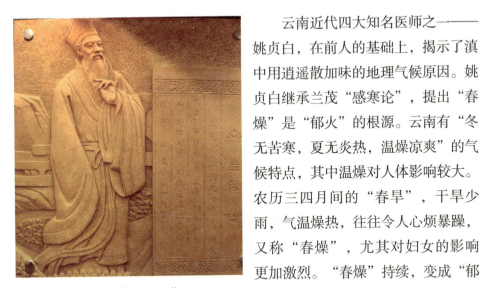

兰茂浮雕（嵩明县兰茂纪念馆藏）

云南近代四大知名医师之一——姚贞白，在前人的基础上，揭示了滇中用逍遥散加味的地理气候原因。姚贞白继承兰茂"感寒论"，提出"春燥"是"郁火"的根源。云南有"冬无苦寒，夏无炎热，温燥凉爽"的气候特点，其中温燥对人体影响较大。农历三四月间的"春旱"，干旱少雨，气温燥热，往往令人心烦暴躁，又称"春燥"，尤其对妇女的影响更加激烈。"春燥"持续，变成"郁火"，从而伤及肝脏。滇中一带的

百姓常说的"肝火旺"，主要指长期积压在肝脾的郁火所引起的浮躁。对此，姚贞白常常用逍遥散、丹栀逍遥散、丹栀逍遥散加香附（即舒肝散、舒肝颗粒）等方剂来治疗。

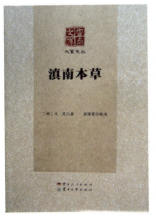
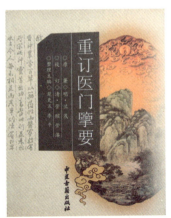

《滇南本草》和《重订医门揽要》（2007年版）书影

姚贞白的郁火论，为滇中用加味逍遥散提供了理论依据。在《姚贞白医案》一书里，收载了姚贞白使用逍遥散等方剂的案例。这些医药技术传承到今天，已形成治疗妇科疾病的重要流派——姚氏妇科流派。目前，云南的姚氏妇科流派是全国十大妇科流派之一。用加味逍遥散等疏肝理气，是姚氏妇科流派的治疗特色。这一特色保留在"昆中药传统中药制剂"舒肝散、舒肝颗粒等产品中。

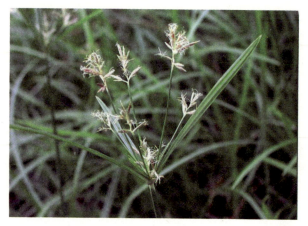

香附草（昆中药公司综合档案室藏）

国医大师张震继承了彭子益温运中气论，创立了疏调学派，重视疏调气机的治法。他认为培补正气、调和气血是治疗气阴两虚的有效方法，拟制了益气健肾膏，用于治疗气血两虚，脾肾不足所致的乏力气短，自汗盗汗，口干咽燥，头晕耳鸣等症。

姚氏妇科流派、张震疏调学派，均重视舒肝理气的作用，是云南中医药舒肝理气的代表学派。

清肺化痰　清肺化痰、清热降火是昆明治疗肺胃热盛的主要方法。昆明地区气候偏温、干燥，饮食多辛辣香燥。炒洋芋片、炸荞丝、炒蚕豆、炒瓜子等都是香燥之物，易口干上火。旧时，城乡卫生环境糟糕，家庭用灶多烧柴火，烟雾弥漫，长期熏烤，致使肺热。一些人饮酒太过，使肺胃受伤。肺热蒸液成痰，痰热郁肺，肺失宣肃，肺气上逆，而成咳喘之证。

云南医家创制了多种成药，根据病症虚实及个体差异，辨证施治，对症下药。如果肺热咳嗽，用清肺化痰丸、止咳丸、橘红丸；如果咳嗽痰多，用止咳枇杷糖浆；如果肺胃热盛，用金花消痤丸；如果咽喉肿痛，则用口咽清丸（阮氏上清丸）；如果是肺结核、百日咳等，则用白及糖浆（颗粒）……化痰、降火的中成药应用较多。

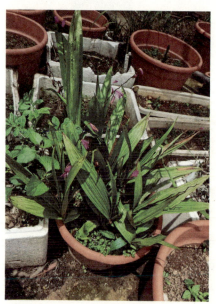

白及（昆中药公司综合档案室藏）

　　1654—1722年，昆明阮氏家庭手工制售阮氏上清丸。该方用于火热伤津所致的咽部肿痛、口舌生疮、牙龈红肿、口干舌燥。咽部肿痛是由胃火等火邪上炎，或外感燥邪，从口鼻入里，则肺部首先受累，初起口干舌燥，继而咽喉肿痛，发热头痛。阮氏上清丸能清热降火，生津止渴。

　　1857年，昆明药铺福林堂创制清肺化痰丸，用于肺热咳喘。当时福林堂清肺化痰丸的广告雕版上说："此丸专治五劳七伤，咳嗽痰喘，养肺金，止喘嗽，化痰涎，降虚火。"宣称用此丸"四付立止""十付除根"，"真乃五劳七伤之妙药，止咳平喘之仙方"，是福林堂的独家产品。

　　1907年，云南知名医师翟玉六用家传秘方，改进并创制了翟玉六止咳丸。该方主要由川贝母、桔梗、陈皮、紫苏叶、厚朴等22味中药组成，把川药与云药相结合，质量上乘，具有见效快的特点，最初称"立止咳嗽丸"。

　　养补肝血　养的方法包括养阴、养肝、养血、养精等，是昆明中医药养生常用的方法。民国时期，昆明药材业同业公会汇编制剂标准《昆明方目》，把补益门作为第一门，罗列了参茸卫生丸、参茸丸、十全大补丸、补中益气丸、归脾丸、八珍散、人参养荣丸、还少丹、六味地黄丸等17种补益方。有的是当时的时尚药，有的是经典名方，有的是贵重药，有的是平价药，应用广泛。

　　历代医家把具有特殊疗效而又稀少的药材称为名贵药材。云南驰名全国的名贵药材有三七、天麻、云茯苓、云归、云黄连、云木香、半夏、砂仁、贝母、杜仲、血竭、肉桂、沉香、乳香、公丁香、檀香、麝香、熊胆、牛黄、冬虫夏草等。

　　三七具有活血止血、通经行瘀的作用。云南民间用三七汽锅鸡作为产

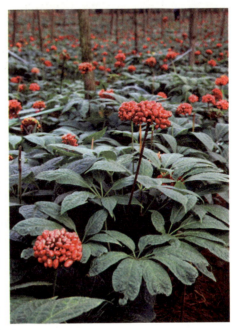

三七（刘云森摄）

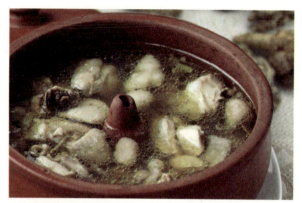

三七汽锅鸡（昆中药公司综合档案室藏）

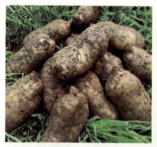 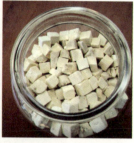

天麻（昆中药博物馆供图）　　茯苓（昆中药博物馆供图）

妇、虚弱病人、老年人的滋补品。三七丸（生三七丸）、熟三七丸利用了三七的民间经验。

云南野生天麻产量有限，为名贵珍稀药材。云南茯苓质量佳，被誉为"云苓"。以天麻、茯苓等为成分的天麻祛风补片是祛风除湿的良药。

1816—1821年，怒江州兰坪县洋芋山（经营盘区北面）引种当归。人工种植较早，头大结实，味浓油性足，被称为"云当归"。当归是妇科要药，是许多成药的药料，如妇舒丸、调经止痛片、益母颗粒、女金丹、归脾丸等，都用当归补血、活血。

自古以来，昆明是茶马古道上的重要驿站。内地的药材，如人参、党参、甘草等被大量引进

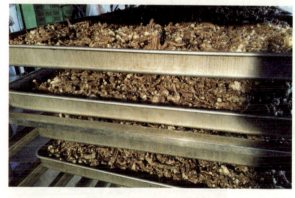

烤盘里的当归（昆中药公司综合档案室藏）

来，由此出现的六味地黄丸、金匮肾气丸、知柏地黄丸（滋阴降火丸）、杞菊地黄丸、柏子养心丸、宁神丸等补阴、补阳、补气、养血药，使昆明产补益药体系更加完善。

补脾健胃 补脾健胃是昆明中医常用的养生方法。金元四大家之一的李东垣创立脾胃学说，认为除了外伤之外，内伤是致病的因素，饮食、烟酒、劳役等均可致人内伤，发现"脾胃不足，为百病之始"，反复说"脾胃虚弱，则百病生焉[①]"。李东垣《脾胃论》认为，内在的元气是人体最重要的健康因素，元气的产生全在于脾胃，这与现代所揭示的脾胃是消化吸收功能的器官相符合。因此，李东垣以此理论为指导，

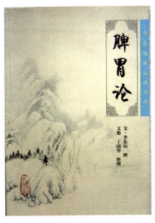

《脾胃论》书影（云南省图书馆藏）

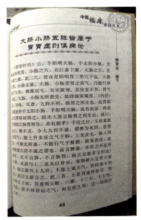

《脾胃论》内页（2005年版，人民卫生出版社）

创制了许多培补正气的方剂，如补中益气汤、升阳益胃汤等。他的这些论说和方剂，得到后世许多医家的赞同和发展。

明代初期，云南著名医学家兰茂肯定了李东垣的脾胃学说，他说："盖脾胃强盛则饮食消化，而津液自生生不息矣。古人云，调理脾胃乃医家王道。"[②]他非常重视调理脾胃促进健康的方法。

管暄、管濬等知名医师继承李东垣、兰茂等前人的学术思想，注重用四君子汤、六君子汤、参苓白术散等补气药。

到2022年，"昆中药传统中药制剂"继承旧时成药，补脾健胃中成药形成了一个矩阵，适应证更广。如治脾胃虚弱的参苓白术散（参苓健脾胃颗粒）、补中益气丸、健脾颗粒；治脾弱肝滞的肥儿疳积颗粒、和胃疗疳颗粒；治脾胃虚弱引起的胃脘痛、肢体瘦弱的乌梅丸；治脾胃虚寒、胃脘隐痛、食少便溏的儿科药"宝宝乐"（颗粒）；治肾阳衰弱、脾胃虚寒、脘腹冷疼的桂附理中丸；治胃脘肿痛、消化不良的香砂平胃颗粒；用于开

---

①[金]李东垣：《脾胃论》，文魁、丁国华整理，人民卫生出版社，2005，第61页。
②[明]兰茂：《医门揽要》，[清]管暄校，楚更五重订，中医古籍出版社，2007，第9页。

胃的大山楂丸、糊药等。这些中成药均为非处方药，如有轻微症状，可自我选用，作为治疗和预防之用。

仁心仁术

除识药性、懂药理外，许多药师还懂脉理，从药师转为医师，行医治病。知名医师李继昌13岁在保龄药室当学徒，诚实质朴，重九起义时，独立行医。他创制的鸡肝散是治疗小儿疳积的良药。他自立一铭："人无贫穷，求无不诊。"时常对贫困人免费送医送药；遇有疫病流行，他率徒巡回医疗，救人无数。中华人民共和国成立后，李继昌任昆明市盘龙区医院院长，依然志存高远，爱国爱民，待人谦逊，日诊不辍。后来，把家传医籍包括《滇南本草》手抄本全部捐献给国家。李继昌临床工作79年，奉献了全部精力，活到101岁，成为昆明中医药界的长寿之星。

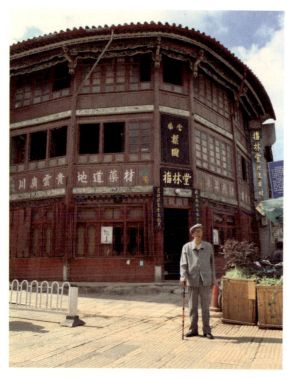

2013年，赵子信踏访福林堂（王云鹏摄）

不少药师药理脉理皆通。有些药工知药性、懂药理，平时会自用黄芪、薄荷、生姜等食药品调节不适，防止酿成大病。个别药工对药理非常精通，对脉理也精通。如张祥、赵子信等人能号脉诊断疾病，并开方治病。张祥，曾为药店的学徒，因精通药理，后来为店员开方，看病的人日益增多。应群众需要，昆明市药材公司专门给他一个房间作门诊，发挥他的特长，为职工看病。

情志调节与运动健身

在用药物养生时，昆明中医药界还注重情志调节、饮食喝茶、体育运动、栽花养草、文艺活动等非药物养生。

老药工李成香，山西省沁县人，昆明解放后随丈夫、南下干部王增贵来到昆明。1963年，先在昆明市药材公司沙朗巷蜜丸车间做蜜丸，当过生产组长。一年后搬迁到南坝厂区。在配药车间打粉，每天早上7点钟就到厂里，不怕脏、不怕苦、不怕累，又到行政组管托儿所、伙食堂，后到工会管计划生育工作，于1989年退休。丈夫已离世。退休后，租住在新迎小区，退休工资每月2000多元，房租1000元，成天

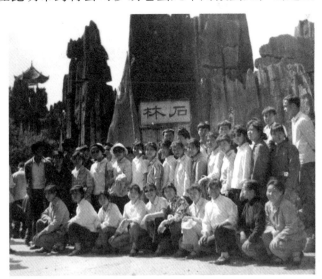

1972年，职工游石林合影（昆中药综合档案室藏）

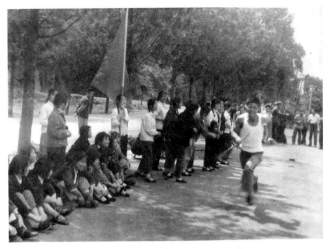

1972年，团员在安宁温泉举办文体活动（彭云波摄）

乐呵呵的。我们看望她时，78岁的李成香说："我们那些老奶奶在一起说：'好好地活，慢慢地拖，一年还有一万多！'"说完，哈哈大笑。积极乐观的心态，感染着周围的每一个人。

老药工赵桂英，是云南省级非物质文

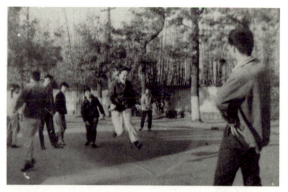

1983年，五四青年节上的跳绳比赛（彭云波摄）

化遗产代表性传承人。2018年8月14日来到非遗小组办公室，82岁的赵桂英精神矍铄，思路清晰。她约张元昆，要一起去昆明市西山区非遗中心领取政府补贴。谈到自己的生活时，她说："我每天都要出去走动走动，在公园里坐坐。走得一步算一步。煮得动么自己煮点吃吃，煮不动么买点吃吃。我不靠子女。他们有他们的事，我不跟他们住，只是常去，早晚还回来自己的房子住。自己住，住得习惯。不杵拐棍，杵了有依靠，就不行了，身体还是要动动。成天待在家里，大脑就不动了。"

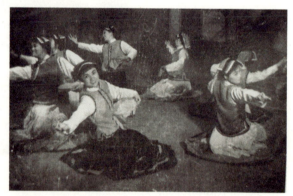

1984年，职工演出照（昆中药公司综合档案室藏）

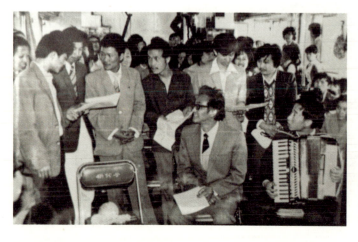

1986年，孔繁祥副厂长（前排戴眼镜者）在五四青年节上唱歌（昆中药公司综合档室）

讲究卫生

医师药师长寿的秘诀，还与他们讲究卫生、注重自我保养、有做药积德的观念有关。成药是食用品，药工制药很讲究劳动卫生，个人卫生也很严格。旧时家庭手工制药系着围巾，把手洗干净，做药如同做饭一样保持清洁。所用的筛子、簸箕等药具，洗净晾干，不染灰尘。

旧时，在昆明药铺里，碾药、磨药的多为目盲的店员，到1950年共有20多人。目盲店员，如袁明、张海清、朱玉臣、杨万和等，对自己的个人卫生很重视。袁明开办药铺制售成药，虽然看不见，但碾槽等仍然擦得锃亮，深受工友称赞。

昆明解放后，制药设备和环境卫生有了明确的规定。许多药工穿工装上班，劳动卫生大大提高。

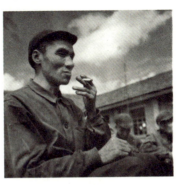

碾药工袁明在班组会上（昆中药公司综合档案室藏）

在公私合营的加工厂里，打完药粉后，工友们帮目盲工人烧水洗澡，保持个人卫生。当时洗澡并未普及，但厂里为工人提供了洗澡的便利。刘珍、赵桂英等老药工们如今依然记得：许学志穿的中山装平整干净，领扣扣得端正，垫肩很板扎，裤子的精神线总是压得笔挺的。讲究卫生，从劳动到生活，已形成习惯。

自1988年《药品生产企业质量管理规范》（GMP）实施以来，制药实行全过程的质量管理，生产卫生状况得到根本的改善，对药工的劳动保护也进一步提高。

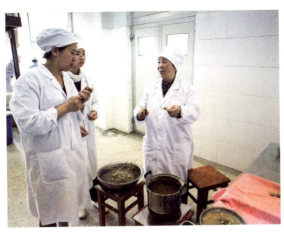

2013年，赵桂英在教阮云等青工做腊壳（刘云森摄）

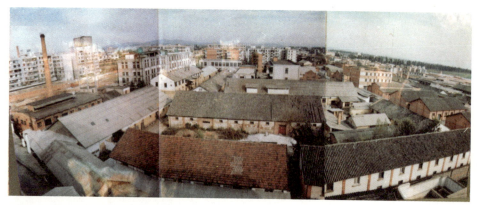

1985年，技改前的厂貌（刘云森摄）

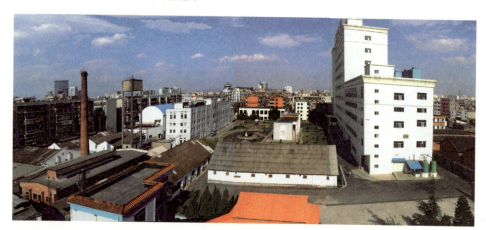

2006年4月7日，技改后的厂貌，与1985年技改前对比（刘云森摄）

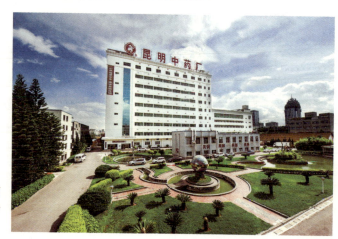

2015年，优美的昆中药南坝厂区（昆中药公司综合档案室藏）

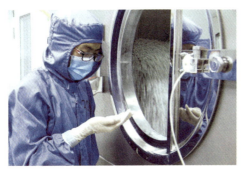

2019年，马金铺新厂洁净车间糖衣包装（王云鹏摄）

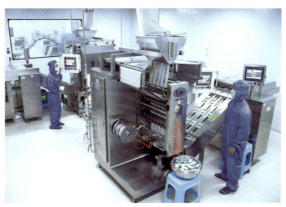

2019年，马金铺新厂洁净车间包装线（王云鹏摄）

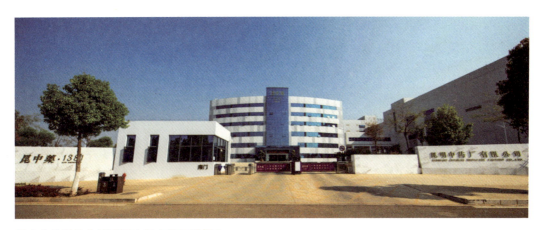

昆中药公司马金铺厂区大门（王云鹏摄）

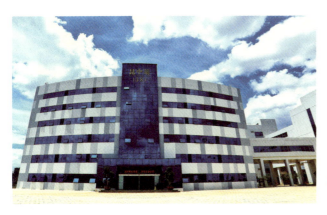

2020年，昆中药公司质检办公楼（王云鹏摄）

安全合理用药

1999年，我国发布了《处方药与非处方药分类管理办法》，根据药品品种、规格、适应证、剂量和给药途径的不同，实行处方药和非处方药分类管理。非处方药主要是为了满足患者自我用药的需要，不需要凭执业医师或执业助理医师处方即可自行判断、购买和使用。

非处方药购买方便，一些微小病和不适，广大群众自我药疗，及时预防和调理，优化了医疗资源。但是，使用不当，也会造成药物滥用，导致发生药源性疾病和药物不良反应。因此，规范使用非处方药需要把握好医药工作者和患者两个关键环节。

医药工作者首先要提高自身的业务水平，对患者用药作正确的指导。有人错误地提出"中成药没有副作用"，盲目地宣传"有病治病，无病防病"，使部分患者长期、大量、错误地滥用中成药。这不仅不能发挥中成药防病治病、保养康复的作用，反而致病、致命。因此，医药工作者应正确指导、耐心讲解药物的基本知识。

对于养生人士而言，要主动学习医药知识，正确使用说明书，做到能够根据自身疾病症状、药品适用范围，对症选药。患者也要主动咨询医师或药师，避免盲目药用，确保用药安全。

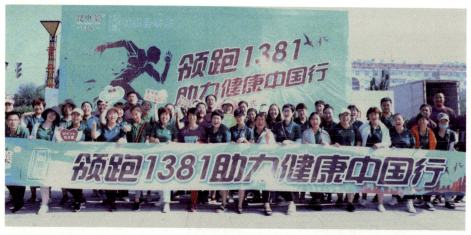

昆中药公司领跑1381非遗健康体验活动（昆中药公司综合档案室藏）